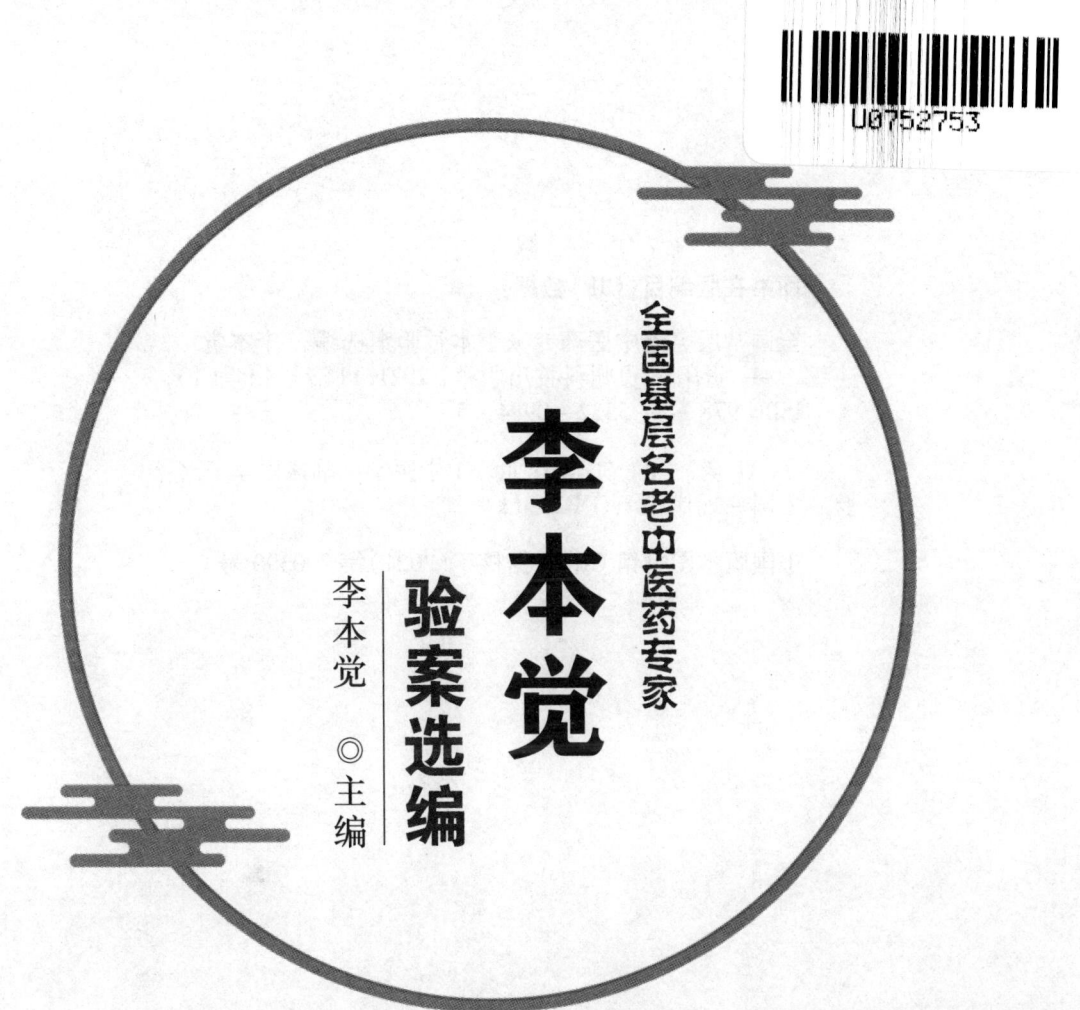

全国基层名老中医药专家

李本觉 验案选编

李本觉 ◎ 主编

贵州科技出版社

图书在版编目(CIP)数据

全国基层名老中医药专家李本觉验案选编／李本觉主编． -- 贵阳：贵州科技出版社，2021.11（2025.1重印）
ISBN 978－7－5532－0984－5

Ⅰ．①全… Ⅱ．①李… Ⅲ．①中医学－临床医学－经验－中国－现代 Ⅳ．①R249.1

中国版本图书馆CIP数据核字（2021）第200390号

出版发行	贵州科技出版社
地　　址	贵阳市中天会展城会展东路A座（邮政编码:550081）
网　　址	http://www.gzstph.com
出版人	朱文迅
经　　销	贵州省新华书店
印　　刷	北京兰星球彩色印刷有限公司
版　　次	2021年11月第1版
印　　次	2025年1月第2次
字　　数	180千字
印　　张	8.25
开　　本	889 mm×1194 mm　1/16
书　　号	ISBN 978－7－5532－0984－5
定　　价	49.00元

天猫旗舰店:http://gzkjcbs.tmall.com
京东专营店:http://mall.jd.com/index－10293347.html

《全国基层名老中医药专家李本觉验案选编》

编委会

主　编　李本觉
副主编　刘远维　王　静
编　委　陈　顺　丁　婧　杨进洪　李皋洁

前言

记得还在上小学的时候,就已经开始阅读《药性歌括四百味》,笔者也是从那时开始接触中医书籍并从此走上中医之路。在面对千奇百怪、时刻变化的疾病时,该如何辨证论治,急病人之急而急,为病人之所求而治,是笔者一直思考的问题。本书以笔者阅读的中医经典著作与名医医案为基础,加上笔者40余年的临床实践,总结出一些成功治疗临床杂病的经验与体会。本书的特点在于,附有以脏腑的消长生克、药物配伍的功能对比分析后总结提取的验方,并以验案例证。

本书列有27种病证,如眩晕、头痛、郁病等,每一种病证以专病、专方、专药辨证治疗,并附有方解、验案等具体内容,最后还附以按语,目的是便于读者了解笔者针对每种病症的中医药治疗思路与方法。

全国基层名老中医药专家李本觉传承工作室的刘远维、王静、陈顺、丁婧、杨进洪等参与了本书部分章节的编写和整理,在此表示感谢!另外,编委李皋洁也编写了部分章节,同时表示感谢!

限于作者水平,书中不足之处在所难免,敬请读者斧正。

李本觉
2020年3月

目 录

眩　晕	1
头　痛	6
郁　病	10
胃　痛	14
瘾　疹	21
不　寐	24
腰　痛	28
尿　血	32
臌　胀	38
石　淋	50
便　血	55
心　悸	59
不孕症	63
骨　痹	67
月经过少	71
症　瘕	76
水　肿	80
汗　证	85

中风	88
泄泻	95
阳痿	98
乳癖	102
淋证	106
咳嗽	109
粉刺	113
心痛	118
昏迷	122

眩 晕

眩晕，"眩"即眼花，"晕"即头昏，一般同时出现，故统称为眩晕。其轻者闭目可止，重者如坐车船，旋转不定，不能站立，或伴有恶心、呕吐、耳鸣、出汗等。

眩晕是由于情志、饮食内伤、体虚久病、失血劳倦、外伤、手术等因素，引起风、火、痰、瘀上扰清窍，或精亏血少，清窍失养所致。眩晕病位在清窍，与肝、脾、肾三脏关系密切。眩晕的病性以虚者居多，故张景岳谓"虚者居其八九"，如肝肾阴虚、肝风内动、气血亏虚、清窍失养、肾精亏虚、脑髓失充。眩晕实证多由痰浊阻遏，升降失常，痰火气逆，上犯清窍，瘀血停着，痹阻清窍而成。眩晕的发病过程中，各种病因、病机可以相互影响、相互转化，形成虚实夹杂，或阴损及阳，阴阳两虚。

方名：天麻葛根汤。

方药：天麻15 g，葛根20 g，川芎10 g，煅磁石30 g（先煎），石菖蒲10 g，桑枝20 g，枸杞子15 g，制何首乌10 g，鸡血藤15 g，泽泻10 g。

功效：镇肝息风，益肝肾，通络。

主治：头晕头痛，眩晕耳鸣，睡眠障碍，颈肩疼痛，肢体麻木，颈椎病等。

用法：每日1剂，煎取300 mL，每日3次，每次100 mL。

方解：天麻味甘，性平，归肝经，具有息风止痉、平抑肝阳、祛风通络等功效。《本草汇言》：天麻"主头风，头痛，头晕虚旋，癫痫强痉，四肢挛急，语言不顺，一切中风，风痰。"《用药法象》：天麻"疗大人风热头痛，小儿风痫惊悸，诸风麻痹不仁，风热语言不遂。"葛根味甘、辛，性凉，归肺、胃经，具有解肌退热、生津止渴等功效。《名医别录》：葛根"主治伤寒中风头痛，解肌发表出汗，开腠理，疗金疮，止痛，胁风痛。"川芎味辛，性温，归肝、胆、心包经，为血中之气药，具有解郁、通达、止痛等功效。《神农本草经》：川芎"主治中风入脑头痛，寒痹筋挛缓急，金创，妇人血闭无子。"《医学启源》：川芎"补血，治血虚头痛之圣药也。"煅磁石味咸，性寒，归肝、心、肾经，具有镇惊安神、平肝潜阳、聪耳明目等功效。《本草纲目》：煅磁石"明目聪耳，止金疮血。"石菖蒲味辛、苦，性温，归心、胃经，具有化湿开胃、开窍豁痰、醒神益智等功效。桑枝味微苦，性平，归肝经，具有祛风通络、行水消肿、利关节等功效。枸杞子味甘，性平，归肝、肾经，具有滋肾润肺、补肝明目等功效。制何首乌味苦、甘、涩，性微温，归肝、肾经，具有补益精血等功效。鸡血藤味辛、甘，性温，归肝经，具有补血行血、舒筋活络等功效。泽泻味甘，性寒，具有益肾气、强阴、补不足、除邪湿等功效。诸药合用，益肝肾，息风通络。

【验案一】

患者,男,70岁,汉族,退休,因"头晕、耳鸣7年,加重2个月"于2018年7月3日就诊。

初诊:患者7年前无明显诱因出现头昏,伴耳鸣、四肢乏力,无四肢皮肤瘙痒,无一过性黑矇,无突然昏仆,无畏寒发热,无恶心呕吐,无胸闷气短,无夜间潮热盗汗等不适。就诊于某医院,行相关检查后明确诊断为"神经性耳鸣",并予药物治疗(具体药物不详)。多年来,经中西医药物治疗后疗效不明显,今为系统治疗就诊。症见:头昏,伴耳鸣、四肢乏力,无恶心呕吐及一过性黑矇,精神、饮食正常,睡眠欠佳,二便正常。体格检查:体温36.5 ℃,脉搏66次/分,呼吸21次/分,血压134/70 mmHg。神清(神志清楚),体型偏胖,慢性病面容。心、肺、腹未见明显异常,双下肢无水肿。四肢肌力、肌张力均正常。生理反射存在,病理征未引出。舌红苔黄,脉弦。行辅助检查,随机末梢血糖:6.7 mmol/L;颅脑计算机断层扫描(CT):轻度脑萎缩。

中医诊断:眩晕(肝肾两虚,风痰阻络)。

西医诊断:①脑供血不足;②神经性耳鸣;③脑萎缩。

治法:镇肝息风,益肝肾,通络。

处方:天麻葛根汤。天麻15 g,葛根20 g,川芎10 g,煅磁石30 g(先煎),石菖蒲10 g,桑枝20 g,枸杞子15 g,制何首乌10 g,鸡血藤15 g,泽泻10 g。5剂。每日1剂,煎取300 mL,每日3次,每次100 mL。

二诊(2018年7月8日):患者诉耳鸣减轻,夜间安静状态下症状稍明显,无头晕、四肢乏力,无一过性黑矇,无突然昏仆,无畏寒发热,无恶心呕吐,无胸闷气短,二便正常。舌红苔黄,脉弦。在初诊方基础上加蔓荆子10 g。5剂,每日1剂,煎取300 mL,每日3次,每次100 mL。

三诊(2018年7月13日):患者诉头晕、耳鸣症状已完全消失,无特殊不适,二便正常,舌红苔黄,脉弦。患者服用此方治疗后效果明显,嘱其继服二诊方3剂以巩固治疗,随后停药。

四诊(2018年8月13日):患者停药已近1个月,未感明显头晕、耳鸣,且夜间休息可,精神状态佳。

【验案二】

患者,女,45岁,汉族,农民,因"反复头昏、头痛1年"于2016年3月14日就诊。

初诊:患者1年前无明显诱因感头昏、头痛,呈间断性,头痛时难以忍受,以上午10点左右头昏为甚,睡觉时感颅内嗡嗡作响,无视物旋转,无恶心欲吐,无心慌、胸闷。曾就诊于某医院,行颈椎CT检查后诊断为"颈椎病",经颅多普勒超声检查后诊断为"脑供血不足",予口服药物对症治疗(具体药物不详),症状当时好转,之后反复发作,今为系统治疗就诊。症见:间断性头昏、头痛,以上午10点左右头昏为甚,头痛时难以忍受,无视物旋转及恶心欲吐,颈部酸软不适,时感右侧手指麻木,颈部活动无受限,无心慌、胸闷,无咳嗽、咳痰,无腹胀、腹痛,饮食、睡眠可,二便正常。既往有"黄疸性肝炎、腰椎间盘突出症、高血压病"病史。体格检查:体温36.0 ℃,脉搏79次/分,呼吸19次/分,血压142/81 mmHg。神清,精神可,体型偏瘦,心、肺未见明显异常。下腹部有一长约10 cm手术疤痕。无肢体水肿。生理反射存在,病理征未引出。舌淡苔黄,脉弦。行辅助检查,随机末梢血糖:5.4 mmol/L;心电图:正常;颈椎数字X射线摄影(DR)片:颈椎退行性变;经颅多普勒超声:左侧大脑中动脉血流速度较右侧减慢,考虑脑供血不足;大便常规:正常;尿液自动分析+尿沉渣镜检:未见异常;肾功能、电解质:正常;凝血功能:正常;血常规:未见明显异常。

中医诊断:眩晕。

西医诊断:①脑动脉供血不足;②高血压病;③椎动脉型颈椎病;④腰椎间盘突出症。

治法:镇肝通络,益气活血,定眩。

处方:天麻葛根汤加减。天麻15 g,葛根20 g,桑枝20 g,川芎10 g,姜黄10 g,煅磁石30 g(先煎),石菖蒲10 g,黄芪20 g,威灵仙20 g,大血藤20 g,乌梢蛇15 g,蜈蚣1条(兑服),泽泻10 g。3剂,每日1剂,煎取300 mL,每日3次,每次100 mL。

二诊(2016年3月17日):患者诉自觉头昏、头痛较前稍有减轻,无视物旋转及恶心欲吐,颈部酸软不适,时感右侧手指麻木,颈部活动无受限,睡觉时感颅内嗡嗡声减轻。舌红苔黄,脉弦。在初诊方基础上加羌活15 g。3剂,每日1剂,煎取300 mL,每日3次,每次100 mL。

三诊(2016年3月20日):患者诉头昏、头痛呈阵发性,但发作程度较前有所好转,精神、饮食尚可,夜间睡眠欠佳,睡觉时感颅内有嗡嗡声,二便正常。舌红苔黄,脉弦。体格检查:生命体征平稳,心、肺、腹未见明显异常。患者病情较前缓解,结合症状及舌脉,继续予二诊方3剂内服,每日1剂,煎取300 mL,每日3次,每次100 mL。

四诊(2016年3月23日):患者诉无头昏、头痛,仍感颅内嗡鸣,以后枕部为甚,颈部酸软不适减轻,偶感右侧手指麻木,颈部活动无受限,夜间睡眠欠佳。舌淡苔黄,脉弦。体格检查:生命体征平稳,心、肺、腹未见明显异常。患者整体病情较前减轻,中医四诊合参,调整用药如下:天麻15 g,葛根20 g,熟地黄20 g,全蝎3 g(兑服),蜈蚣1条(兑服),珍珠母30 g(先煎),煅磁石30 g(先煎),茯神30 g,乌梢蛇15 g,石菖蒲10 g,僵蚕10 g,甘草6 g。5剂,每日1剂,煎取300 mL,每日3次,每次100 mL。

五诊(2016年3月26日):患者诉无头昏、头痛,感颅内时有嗡鸣声,颈部酸软不适减轻,夜间睡眠稍改善。体格检查:生命体征平稳,心、肺、腹未见明显异常。舌淡苔薄黄,脉弦。患者整体病情较前明显减轻,继续予四诊方4剂内服,每日1剂,煎取300 mL,每日3次,每次100 mL。

六诊(2016年3月30日):患者诉无头昏、头痛,颅内无明显嗡鸣声,颈部酸软症状减轻,夜间睡眠明显改善。舌淡苔薄黄,脉弦。以镇肝通络、活血除痹为法,调整用药如下:天麻15 g,葛根20 g,熟地黄20 g,全蝎3 g(兑服),煅磁石30 g(先煎),茯神30 g,桑枝15 g,乌梢蛇15 g,石菖蒲10 g,木瓜10 g。5剂,每日1剂,煎取300 mL,每日3次,每次100 mL。

七诊(2016年6月20日):患者诉头昏、头痛症状消失,颅内无明显嗡鸣声,余无特殊不适。体格检查:生命体征平稳,心、肺、腹未见明显异常。患者停药2个多月,身体良好,未见不适。考虑其病已愈,嘱患者停止服药,随诊。

【验案三】

患者,男,74岁,汉族,农民,因"头昏、头痛1年,加重半个月"于2016年3月2日就诊。

初诊:患者1年前无明显诱因感头昏、头痛,呈持续性,步态不稳,伴双手麻木,言语不利,无视物旋转及一过性黑矇,无恶心呕吐,无饮水呛咳,无耳鸣及听力下降,无肢体偏瘫等不适,经药物(具体不详)治疗后症状未见好转。半个月前自觉头昏、头痛较前加重,且偶有恶心欲吐等不适,但尚可忍受,故未诊治,今为系统治疗就诊。症见:头昏、头痛,呈持续性,步态不稳,伴双手麻木,言语不利,病时精神、睡眠、饮食尚可,二便正常。体重无明显减轻。舌淡苔白腻,脉滑。既往有"高血压病、脑梗死"病史。体格检查:体温36.3 ℃,脉搏51次/分,呼吸20次/分,血压155/65 mmHg。神清、神萎(精神萎靡),反应力减退,理解力正常,记忆力下降,体格检查合作。左侧鼻唇沟稍变浅。心、肺、腹未见明显异常。无肢体浮肿。四肢肌力、肌张力均正常。生理反射存在,病理征未引出。舌淡苔白腻,脉滑。行辅助检查,随机末梢血糖:8.3 mmol/L;胸部X线摄影:双肺未见明显活动性病变;心电图:窦性心动过缓;头颅CT:左侧顶枕叶大面积脑梗死,深部脑白质缺血样改变;血常规、肾功能、电解质、凝血功能未见明显异常。

中医诊断:眩晕(痰浊中阻)。

西医诊断:①脑动脉供血不足;②脑梗死急性再发(左侧顶枕叶大面积脑梗死);③脑梗死后遗症;④脑白质病变;⑤高血压病3级,极高危组。

治法:镇肝息风,活血通络,益心阳。

处方:天麻葛根汤加味。天麻15 g,葛根20 g,川芎10 g,煅磁石30 g(先煎),西洋参6 g,细辛6 g,石菖蒲10 g,桑枝20 g,枸杞子15 g,制何首乌20 g,鸡血藤15 g,大血藤15 g,泽泻10 g。7剂,每日1剂,煎取300 mL,每日3次,每次100 mL。

二诊(2016年3月9日):患者诉仍感头昏、头痛,步态不稳,伴双手麻木,言语不利,无咳嗽、咳痰,无心慌胸闷,无恶心呕吐,无饮水呛咳等不适,精神、饮食、睡眠可,二便正常。舌淡苔白腻,脉滑。体格检查:血压155/88 mmHg,记忆力下降。心、肺、腹未见明显异常。双下肢不肿。四肢肌力、肌张力正常。生理反射存在,病理征未引出。在初诊方基础上加乌梢蛇15 g。7剂,每日1剂,煎取300 mL,每日3次,每次100 mL。

三诊(2016年3月17日):患者诉头昏、头痛症状较前好转,无心慌胸闷,无恶心呕吐等,仍感双手麻木,精神、饮食、睡眠可,二便正常。舌淡苔白腻,脉滑。体格检查:心率56次/分,血压145/102 mmHg。舌淡苔白腻,脉滑。行辅助检查,肝功能:未见明显异常;糖化血红蛋白:6.0%;空腹血糖:6.89 mmol/L;甘油三酯:3.18 mmol/L;头颅磁共振成像(MRI):双侧半卵中心及双侧脑室周围缺血灶,脑桥左侧梗死或缺血,左侧顶枕叶大片软化灶,双侧基底节区腔隙性梗死,老年脑改变;头颅血管 MRI:右侧优势型椎动脉,双侧大脑后动脉 P2 段管壁毛糙,左侧大脑中动脉远段分支血管细小、稀少,余双侧颈内动脉、基底动脉及双侧大脑前中后动脉显示良好,走行正常,边缘光整,腔内信号均匀,未见局限性膨隆或狭窄改变。调整用药如下:天麻 15 g,葛根 20 g,川芎 10 g,西洋参 6 g,细辛 6 g,石菖蒲 10 g,乌梢蛇 15 g,鸡血藤 15 g,水蛭 6 g,丹参 10 g。7剂,每日1剂,煎取300 mL,每日3次,每次100 mL。

四诊(2016年3月25日):患者诉自觉头昏、头痛症状减轻,双手麻木及言语不利有所改善,无行走不稳、肢体乏力等,偶感心慌,精神、饮食、睡眠可,二便正常。体格检查:血压145/78 mmHg。舌淡苔白腻,脉滑。调整用药如下:天麻 15 g,葛根 20 g,川芎 10 g,西洋参 6 g,细辛 6 g,石菖蒲 10 g,乌梢蛇 15 g,鸡血藤 15 g,水蛭 6 g,丹参 10 g,茯苓 30 g,桂枝 10 g。7剂,每日1剂,煎取300 mL,每日3次,每次100 mL。

五诊(2018年4月2日):患者诉偶感头昏、头痛,言语稍不利,无咳嗽、咳痰,无心慌胸闷,无恶心呕吐等,精神、饮食、睡眠可,二便正常。体格检查:血压128/94 mmHg,心、肺、腹未见明显异常。四肢肌力、肌张力正常。患者病情好转,继续予四诊方7剂内服,每日1剂,煎取300 mL,每日3次,每次100 mL。

六诊(2016年4月9日):患者诉无头昏、头痛,无言语不利,无咳嗽、咳痰,无心慌胸闷,无恶心呕吐等,精神、饮食、睡眠可,二便正常。体格检查:血压128/94 mmHg,心、肺、腹未见明显异常。四肢肌力、肌张力正常。患者病情好转,已停止服药,嘱随诊。

【按语】

患者由于风、寒、湿邪侵入身体,流注经络,痰、湿、浊、瘀凝阻,导致脑、颈项部气血运行不畅而引起头晕,或颈部疼痛、酸麻,重者上肢麻木、屈伸不利。方中天麻、葛根、桑枝、煅磁石、石菖蒲通脑阳,平脑息风,通经利络,使脑之痰、浊、瘀、湿随升降而升清降浊。验案二方中加蜈蚣、乌梢蛇以息风通络;加黄芪以益气健脾。验案三中患者眩晕因痰浊中阻所致,考虑久病成瘀,方中加水蛭以破瘀通络,药理学认为,水蛭能促进脑血肿及皮下血肿的吸收,减轻周围炎症反应及水肿,缓解颅内压升高,改善局部血液循环,保护脑组织及促进神经功能恢复。

头 痛

头痛是指因外感六淫、内伤杂病而引起的以头痛为主要表现的一类疾病,是临床上常见的自觉症状,可单独出现,亦可见于多种疾病中。

头痛主要是由于六淫之邪外袭,上犯巅顶,邪气稽留,阻抑清阳或内伤诸疾,导致气血逆乱,瘀阻经络,脑失所养所致。

方名:天麻通络汤。

方药:天麻 20 g,葛根 15 g,川芎 15 g,石决明 30 g(先煎),全蝎 6 g(兑服),蜈蚣 1 条(兑服),防风 10 g,白芷 30 g,甘草 6 g。

功效:镇肝息风,通络止痛。

主治:头痛,或伴眩晕耳鸣、肩颈疼痛、肢体麻木、颈椎病等。

用法:每日 1 剂,煎取 300 mL,每日 3 次,每次 100 mL。

方解:天麻味甘,性平,归肝经,具有息风止痉、平抑肝阳、祛风通络等功效;葛根味甘、辛,性凉,归肺、胃经,具有解肌退热、生津止渴等功效;川芎味辛,性温,归肝、胆、心包经,为血中之气药,具解郁、通达、止痛等功效;石决明味咸,性平,无毒,归肝、肾经,具有平肝潜阳、除热明目等功效;全蝎、蜈蚣味辛,性平,归肝经,具有息风止痉、通络止痛、攻毒散结等功效;防风味辛、甘,性微温,归膀胱、肝、脾经,具有祛风解表、胜湿止痛、止痉等功效;白芷味辛,归肝经,具有祛风止痛等功效;甘草味甘,性平,归心、肺、脾、胃经,具有补脾益气、清热解毒、祛痰止咳、缓急止痛、调和诸药等功效。诸药合用,镇肝息风,通络止痛。

【验案一】

患者,女,54 岁,汉族,农民,因"反复头痛伴头昏 1 周,加重 1 天"于 2018 年 1 月 3 日就诊。

初诊:1 周前患者无明显诱因出现头痛,伴头昏不适,以头部左侧为主,头痛呈阵发性,无恶心欲呕,无一过性黑矇及晕厥,无意识障碍,无肢体功能障碍,无言语不利,无二便失禁等,患者未予重视及治疗。1 天前上诉症状加重,自服止痛药(具体不详)后,症状无减轻,今来就诊。症见:神清、神萎,头痛剧烈伴头晕不适,以头部左侧为主,睡眠差,饮食可,二便正常。体格检查:体温 36.1 ℃,脉搏 72 次/分,呼吸 20 次/分,血压 121/82 mmHg。发育正常,体格检查合作。双侧瞳孔等圆、等大,直径约 3.0 mm,对光反射灵敏。心、肺、腹未见明显异常。

双下肢无水肿。四肢肌力、肌张力正常。舌体胖大,边有齿痕,苔白腻,脉弦滑。行辅助检查,随机末梢血糖:3.9 mmol/L;心电图:窦性心律过缓,T 波改变;胸部 X 线摄影:双肺未见明显活动性病变;头颅 CT:未见异常;血常规、肝功能、血糖、血脂、电解质、肾功能正常。

中医诊断:头痛(痰浊中阻)。

西医诊断:①血管性头痛;②睡眠障碍。

治法:镇肝息风,益肝肾,通络。

处方:天麻通络汤加味。天麻 20 g,葛根 20 g,石决明 30 g(先煎),全蝎 6 g(兑服),蜈蚣 1 条(兑服),防风 10 g,川芎 15 g,白芷 30 g,甘草 10 g。5 剂,每日 1 剂,煎取 300 mL,每日 3 次,每次 100 mL。

二诊(2018 年 1 月 8 日):患者诉头昏、头痛症状好转,夜间睡眠仍差,余未诉其他不适,饮食可,二便正常。体格检查:血压 120/60 mmHg,心、肺、腹未见明显异常。双下肢不肿。四肢肌力、肌张力正常。生理反射存在,病理征未引出。舌淡苔白腻,脉滑。在初诊方基础上调整,具体方药如下:天麻 20 g,川芎 15 g,葛根 20 g,石决明 30 g(先煎),全蝎 6 g(兑服),蜈蚣 1 条(兑服),防风 15 g,白芷 30 g,甘草 6 g,茯神 30 g,香附 6 g,远志 6 g。5 剂,每日 1 剂,煎取 300 mL,每日 3 次,每次 100 mL。

三诊(2018 年 1 月 14 日):患者诉头昏、头痛症状较前减轻,无恶心呕吐,无晕厥及一过性黑矇等,夜间睡眠改善,精神、饮食可,二便正常。体格检查:血压 120/75 mmHg,余同二诊。行辅助检查,颈动脉 B 超:双侧颈动脉超声未见明显异常。患者仍有头晕、头痛症状,继续予二诊方 4 剂内服,每日 1 剂,煎取 300 mL,每日 3 次,每次 100 mL。

四诊(2018 年 1 月 18 日):患者自觉头昏、头痛症状明显减轻,夜间睡眠改善,无恶心呕吐,无心慌胸闷等,饮食可,二便正常。体格检查:血压 119/67 mmHg,心、肺、腹未见明显异常。四肢肌力、肌张力正常。生理反射存在,病理征未引出。考虑患者病情好转,以息风通络、安神为法,调整方药如下:天麻 20 g,桑寄生 15 g,葛根 18 g,石决明 24 g(先煎),全蝎 6 g(兑服),蜈蚣 1 条(兑服),防风 15 g,川芎 15 g,钩藤 30 g(后下),甘草 10 g,茯神 30 g,香附 6 g,柏子仁 15 g。5 剂,每日 1 剂,煎取 300 mL,每日 3 次,每次 100 mL。5 剂服完后停药,随诊。

五诊(2018 年 1 月 24 日):患者诉无头痛、头晕,睡眠可,饮食佳,已愈,停止服药。

【验案二】

患者,女,61 岁,汉族,农民,因"头痛 1 天"于 2018 年 3 月 22 日就诊。

初诊:1 天前患者无明显诱因出现头痛,前额部闷沉不舒,双眼视物稍模糊,双下肢乏力,无畏寒发热,无咳嗽、咳痰,无心慌胸闷,无恶心呕吐,无饮水呛咳,无肢体偏瘫等,自服止痛药(具体不详)后,头痛症状无明显减轻,今为系统治疗就诊。症见:神清、神萎,头痛,前额部闷沉不舒,双眼视物稍模糊,感双下肢乏力,夜间感左侧大腿疼痛不适,饮食、睡眠欠佳,二便正常。既往有"脑供血不足、高血压病、脑出血后遗症"病史。体格检查：体温36.2 ℃，脉搏55 次/分，呼吸20 次/分，血压158/77 mmHg。发育正常，对答清楚，体格检查合作。双侧瞳孔等圆、等大，直径约2.5 mm。心、肺、腹未见明显异常。双下肢不肿。左侧肢体肌力正常，右侧肢体肌力正常，四肢肌张力正常。舌淡，边有齿痕，苔白腻，脉弦滑。行辅助检查，随机末梢血糖：6.2 mmol/L；经颅多普勒超声：双侧大脑前动脉血流速度增快，考虑血管性头痛；颅脑CT：右侧颞叶软化灶。

中医诊断：头痛（痰浊中阻）。

西医诊断：①血管性头痛；②脑动脉供血不足；③高血压病3级，极高危组；④脑出血后遗症。

治法：镇肝通络，益气活血，定眩。

处方：天麻通络汤加味。天麻20 g，葛根20 g，石决明30 g（先煎），全蝎6 g（兑服），蜈蚣1 条（兑服），防风10 g，川芎15 g，白芷30 g（后下），甘草6 g。5剂，每日1剂，煎取300 mL，每日3次，每次100 mL。

二诊（2018年3月27日）：患者诉头痛较前有所减轻，双眼视物模糊感消失，今日出现口腔疼痛，口腔黏膜可见多处溃疡，行走后双下肢乏力，夜间感左侧大腿疼痛不适，饮食、睡眠欠佳，二便正常。舌淡，边有齿痕，苔白腻，脉弦滑。体格检查：血压115/60 mmHg，余无特殊不适。考虑患者头痛减轻，今日出现口腔疼痛及溃疡，故方药有所调整，具体方药如下：天麻20 g，葛根20 g，川芎15 g，石决明30 g（先煎），全蝎6 g（兑服），蜈蚣1 条（兑服），防风15 g，白芷30 g，酒乌梢蛇15 g，桑枝20 g，豨莶草15 g，地黄20 g，细辛3 g，甘草6 g。3剂，每日1剂，煎取300 mL，每日3次，每次100 mL。

三诊（2018年3月30日）：患者诉头痛稍缓解，口腔黏膜溃疡处疼痛减轻，双下肢乏力稍有缓解，余症状同前，睡眠稍改善，饮食可，二便正常。体格检查：血压120/70 mmHg。行辅助检查，颈动脉B超：左侧颈总动脉分叉处至颈内动脉起始部后外侧壁，无名动脉分叉处至右侧锁骨下动脉起始部后壁斑块形成轻度狭窄。舌淡苔白腻，脉弦滑。考虑患者病情有所减轻，继予二诊方4剂内服，每日1剂，煎取300 mL，每日3次，每次100 mL。

四诊（2018年4月5日）：患者诉头昏、头痛较前减轻，口腔黏膜溃疡处轻微疼痛，双下肢乏力及左侧大腿疼痛症状减轻，一般情况可。体格检查：血压117/62 mmHg，瞳孔等大、等圆，直径约2.5 mm，对光反射良好，未引出眼震，双侧额纹对称。心、肺、腹未见明显异常。四肢肌力、肌张力正常。生理反射存在，病理征未引出。舌淡苔白腻，脉弦。考虑患者目前病情好转，调整用药如下：天麻18 g，葛根18 g，石决明15 g（先煎），全蝎5 g（兑服），蜈蚣1 条（兑服），防风10 g，川芎15 g，酒乌梢蛇10 g，桑枝15 g，豨莶草15 g，甘草6 g。3剂，每日1剂，煎取300 mL，每日3次，每次100 mL。

五诊（2018年4月8日）：患者诉头痛明显减轻，偶感双下肢乏力，饮食、睡眠可，二便正常。体格检查：生命体征平稳，心、肺、腹未见明显异常。四肢肌力、肌张力正常。生理反射存在，病理征未引出。舌淡苔黄，脉弦。患者病情好转，监测血压基本正常，头痛症状减轻，嘱其注意休息,继续予四诊方3剂内服,每日1剂,煎取300 mL,每日3次,每次100 mL。随诊。

【按语】

头痛是由于外感与内伤,致脑脉绌急或脑失所养,脑髓不足,脑血瘀阻,清窍不利所引起的以头痛为特征的一种常见病。头为身之首,内藏脑髓,与脏腑共同维持人体的功能运动,《素问·五脏别论》:"脑、髓、骨、脉、胆、女子胞,此六者,地气之所生也。皆脏于阴而象于地……"。天麻通络汤治肾髓不足,肝风上扰,脑之气血瘀阻而导致的头痛或剧烈头痛。方中川芎祛风、散寒、化瘀,集三大任务于一身,头痛欲裂者川芎用量可至30 g,细辛用量从3 g起,逐步用到9 g;天麻、石决明平肝潜阳,平脑之动静;蜈蚣通络止痛。本方过于辛燥,临床应用时,中病即止,加茯苓、白术等健脾益阴之品则效更佳。

郁 病

郁病是以心情抑郁、情绪不宁、胸部满闷、胁肋胀痛,或易怒易哭,或咽中如有异物梗塞等为主要临床表现的一类疾病。

郁病的病因是情志内伤,其病机主要为肝失疏泄,脾失健运,心失所养及脏腑阴阳气血失调。郁病初起,病变以气滞为主,常兼血瘀、化火、痰结、食滞等,多属实证。病久则易由实转虚,随其影响的脏腑及损耗气血阴阳的不同,可形成心、脾、肝、肾亏虚的不同病变。

方名:柴胡解郁汤。

方药:柴胡15 g,煅牡蛎30 g(先煎),郁李仁15 g,煅龙骨30 g(先煎),仙鹤草30 g,茯神30 g,天麻15 g,珍珠母30 g(先煎),柏子仁15 g,茯苓30 g,炙远志6 g,炒酸枣仁30 g,大枣6 g。

功效:疏肝解郁,安神定志。

主治:精神恍惚,心神不宁,头晕,失眠,多梦,心悸,神经官能症,焦虑症,抑郁症,睡眠障碍等。

用法:每日1剂,煎取300 mL,每日3次,每次100 mL。

方解:柴胡味辛、苦,性微寒,归肝、胆、肺经,具有和解表里、疏肝解郁、升阳举陷等功效;煅牡蛎味咸,性凉,归肝、肾经,具有敛阴、潜阳、止汗、涩精、化痰等功效;郁李仁味辛、苦、甘,性平,归脾、小肠、大肠经,具有润燥滑肠、下气等功效;煅龙骨味涩、甘,性平,归心、肝、肾、大肠经,具有镇心安神、平肝潜阳、固涩、收敛等功效;仙鹤草苦、涩,性平,归心、肝经,具有收敛止血、截疟、止痢、解毒、补虚等功效;茯神味甘、淡,性平,归心、脾经,具有宁心、安神、利水等功效;天麻味甘,性平,归肝经,具有息风止痉、平抑肝阳、平脑之动静等功效;珍珠母味咸,性寒,归心、肝经,具有平肝、潜阳、定惊等功效;柏子仁味甘,性平,归心、肾、大肠经,具有养心安神、润肠通便、止汗等功效;大枣味甘,性温,归脾、胃经,具有补脾和胃、益气生津、调和营卫、解毒等功效;茯苓味甘、淡,性平,归心、肺、脾、肾经,具有利水渗湿、健脾、宁心等功效;炙远志味苦,性温,归心、肾、肺经,具有安神益智、祛痰、消肿等功效;炒酸枣仁味甘,性平,归心、脾、肝、胆经,具有养肝、宁心、安神、敛汗等功效,用于治疗虚烦不眠,惊悸怔忡。诸药合用,共奏疏肝解郁,安神定志之功。

【验案一】

患者,女,35岁,汉族,职工,因"头晕、心慌、情志不畅2年"于2018年10月7日就诊。

初诊: 2年前无明显诱因感头晕、心慌,且常觉情志不畅,全身乏力,站立行走时摇摇欲坠,无突然昏仆,无畏寒发热,无恶心呕吐,无胸闷气短,无夜间潮热盗汗等不适,就诊于某医院确诊为"抑郁症",并予药物治疗(药物不详),症状时有加重,亦曾中西医结合用药,但疗效不明显,今为系统治疗就诊。症见:神清、神萎,头晕、心慌、情志不畅,时伴有情绪不舒,站立行走时摇摇欲坠,休息后无明显好转,时感全身神疲乏力,睡眠欠佳,二便正常。体格检查:体温36.5℃,脉搏77次/分,呼吸21次/分,血压105/60 mmHg。体型偏胖,慢性病面容。心、肺、腹未见明显异常。双下肢无水肿。四肢肌力、肌张力均正常。生理反射存在,病理征未引出。舌红苔黄,脉弦。行辅助检查,随机末梢血糖:5.6 mmol/L。

中医诊断: 郁病(肝郁不舒)。

西医诊断: 抑郁症。

治法: 疏肝解郁,宁心安神。

处方: 柴胡解郁汤加减。柴胡15 g,煅牡蛎30 g(先煎),郁李仁10 g,煅龙骨30 g(先煎),仙鹤草30 g,茯神30 g,天麻20 g,珍珠母30 g(先煎),柏子仁15 g,茯苓30 g,炒酸枣仁30 g,大枣6 g。4剂,每日1剂,煎取300 mL,每日3次,每次100 mL。

二诊(2018年10月11日): 患者诉头晕症状较前稍有好转,情绪仍不稳定,时而烦躁易怒,时而情绪低落,不愿与人多交流,且活动后感轻微心慌不适,精神、睡眠欠佳,饮食可,二便正常。舌淡红苔薄白,脉弦数。结合患者病情,调整用药如下:柴胡15 g,煅牡蛎30 g(先煎),煅龙骨30 g(先煎),茯神30 g,天麻20 g,珍珠母30 g(先煎),柏子仁15 g,茯苓30 g,琥珀6 g,炒酸枣仁30 g,当归10 g,白芍15 g。4剂,每日1剂,煎取300 mL,每日3次,每次100 mL。

三诊(2018年10月15日): 患者自觉头晕及活动后心慌症状明显减轻,近来情绪波动较小,和他人沟通较少,夜间休息有所改善,精神、饮食尚可,二便正常。舌淡红苔薄白,脉弦。考虑患者服药后效果可,故继续予二诊方5剂内服,每日1剂,煎取300 mL,每日3次,每次100 mL。嘱患者避免紧张、焦躁,做适量运动。

四诊(2018年10月28日): 患者因个人原因已停药1周,现未感明显头晕、心慌等,情绪较稳定,夜间睡眠可,余无特殊不适。考虑患者病程较长,故嘱其再服药巩固疗效,调整用药如下:柴胡15 g,煅牡蛎15 g(先煎),煅龙骨30 g(先煎),茯神40 g,天麻18 g,珍珠母30 g(先煎),柏子仁15 g,琥珀6 g,炒酸枣仁30 g,当归15 g,仙鹤草20 g,白芍15 g。4剂,每日1剂,煎取300 mL,每日3次,每次100 mL。

五诊(2018年11月5日): 患者复诊,未诉明显不适,欲与他人沟通交流,无心烦意乱及头晕等,一般情况可。考虑患者已愈,嘱其停止服药,随诊。

【验案二】

患者,女,28岁,汉族,职工,因"情绪低落伴头昏2个月"于2018年8月4日就诊。

初诊: 2个月前患者产后出现情绪低落,不欲与他人沟通,感头昏,喜怒无常,无心慌胸闷,无发热、腹痛,病情开始时未引起重视,故未就诊,但随症状逐渐加重,偶有被害妄想,曾就诊于外院,诊断为"产后抑郁",予西药(具体不详)口服治疗后,症状稍有改善,今为求中医治疗就诊。症见:神清、神萎,感头昏,问答时表情较淡漠,情绪低落,精神、睡眠差,饮食尚可,二便正常。体格检查:体温36.2℃,脉搏70次/分,呼吸21次/分,血压120/74 mmHg。表情较淡漠,体格检查合作。心、肺、腹未见明显异常。双下肢无水肿。四肢肌力、肌张力均正常。生理反射存在,病理征未引出。舌红苔黄,脉弦。行辅助检查,随机末梢血糖:5.6 mmol/L。心电图、肝功能、肾功能、电解质及甲状腺功能均无明显异常。

中医诊断: 郁病(肝郁不舒)。

西医诊断: 产后抑郁。

治法: 疏肝解郁,宁心安神。

处方: 柴胡解郁汤加减。柴胡15 g,煅牡蛎30 g(先煎),郁李仁10 g,煅龙骨30 g(先煎),仙鹤草30 g,茯神30 g,天麻20 g,珍珠母30 g(先煎),柏子仁10 g,茯苓20 g,香附15 g,郁金20 g,大枣6 g。4剂,每日1剂,煎取300 mL,每日3次,每次100 mL。

二诊(2018年8月8日): 患者诉头昏症状有所减轻,睡眠改善,但情绪仍较低落,不欲与他人沟通,时感烦躁不安,被害妄想消失,无喜怒无常,精神、睡眠欠佳,饮食可,二便正常。舌淡红苔薄白,脉弦。考虑患者病情较前有好转,故未调整用药,继续予初诊方5剂内服,每日1剂,煎取300 mL,每日3次,每次100 mL。

三诊(2018年10月13日): 患者言语较前逐渐增多,时感头昏,但症状较轻,偶有心烦意乱,无大哭大笑,无胸闷胸痛,睡眠欠佳,饮食可,二便正常。舌淡红苔薄白,脉弦。结合患者目前病情,调整用药如下:柴胡15 g,煅牡蛎30 g(先煎),郁李仁10 g,煅龙骨30 g(先煎),茯神30 g,天麻20 g,珍珠母30 g(先煎),柏子仁10 g,香附15 g,郁金10 g,合欢皮15 g,白术15 g,大枣6 g。4剂,每日1剂,煎取300 mL,每日3次,每次100 mL。

四诊(2018年10月17日): 患者诉无明显头昏,情绪低落现象较前明显改善,与他人沟通顺畅,无心慌胸闷,无烦躁不安,饮食、睡眠可,二便正常。体格检查:生命体征正常,心、肺、腹未见明显异常。双下肢不肿。因患者病情明显改善,故嘱其暂停服药,随诊。

【按语】

郁病为临床常见病、多发病,因神魂不安所致,而人久郁易致脑、五脏生克紊乱;因心为五脏六腑之主,主统神、魂、魄、意、志,并经十二经脉上行贯于脑,脑聚无形之气,为藏神明之宅;心司五脏藏神之令,肝主疏泄,脾主柔顺、运化。可以说:心所统之神,为五脏系统所散之神气,是脑神明的聚汇之泉。柴胡解郁汤疏肝解郁,安神定志。方中柴胡、煅龙骨、煅牡蛎疏肝、交通心肾;天麻平脑之动静;炒酸枣仁、仙鹤草、柏子仁养心安神、益肝健脾。"心病还须心药医",药物治病是外因,更主要是消除"五志过极"(七情)、脑紊乱的致病原因,否则病之本不除,难根治。

胃 痛

胃痛是以上腹胃脘部近心窝处的疼痛为主要症状的一类疾病,既是中医病名,又是临床症状表现。

胃痛的发生多与饮食、情绪、酗酒及季节变化密切相关。其病位在胃,与肝脾关系密切。基本病机为胃气阻滞,胃失和降,不通则痛。发生胃痛的病理因素主要有气滞、寒凝、热郁、湿阻、血瘀。早期多为实证,后期常为脾胃虚弱。

方名一:三乌汤。

方药:海螵蛸 15 g,浙贝母 15 g,乌药 10 g,白及 10 g,积雪草 15 g,佛手 10 g,仙鹤草 30 g,煅瓦楞子 15 g,乌梅 10 g,大枣 10 g。

功效:温中健脾,敛疮生肌,和胃止痛。

主治:上腹痛,不欲饮食,反酸,泛酸,胃热烧心及反流性食管炎,急性、慢性胃炎,胃溃疡,十二指肠溃疡,功能性消化不良等。

用法:每日 1 剂,煎取 300 mL,每日 3 次,每次 100 mL。

方解:海螵蛸味咸、涩,性温,归脾、肾经,具有收敛止血、固精止带、制酸止痛、收湿敛疮等功效,用于治疗胃溃疡、十二指肠溃疡、胃酸过多、吐血衄血、崩漏便血、胃痛吞酸等。浙贝母味苦,性寒,归肺、心经,具有清热解毒、消痈散结等功效。乌药味辛,性温,归肺、脾、肾、膀胱经,具有行气止痛、温肾散寒等功效。《本草衍义》:"乌药和来气少,走泄多,但不甚刚猛。与沉香同磨作汤点。治胸腹冷气,甚稳当。"白及味苦、甘、涩,性微寒,归肺、肝、肾经,具有收敛止血、消肿生肌等功效。积雪草味苦、辛,性寒,归肝、脾、肾经,具有清热利湿、解毒消肿等功效。佛手味辛、苦、酸,性温,归肝、脾、胃、肺经,具有疏肝理气、和胃止痛、燥湿化痰等功效。煅瓦楞子味咸,性平,归肺、胃、肝经,具有消痰化瘀、软坚散结、敛酸止痛等功效。仙鹤草味苦、涩,性平,归心、肝经,具有收敛止血、解毒、补虚等功效。乌梅味酸、涩,性平,归肝、脾、肺、大肠经,具有敛肺、涩肠、生津等功效。大枣味甘,性温,归脾、胃经,具有补中益气、养血安神等功效。诸药合用,温中健脾、敛疮生肌、和胃止痛。

【验案一】

患者,男,28 岁,汉族,农民,因"反复胃痛 5$^+$ 年,再发加重半个月"于 2009 年 4 月 20 日就诊。

初诊:5⁺年来,患者无明显诱因反复出现胃脘部疼痛,隐痛不适,时有胃胀,偶有反酸、呃逆,无恶心呕吐,无呕血及黑便,自行于院外购买药物(具体不详)治疗后症状缓解,其后症状反复发作,但均未系统诊治。半个月前因情绪波动上述症状再发,胃脘部疼痛加重,表现为持续针刺样痛,伴饱胀、反酸、呃逆,饭后症状明显,胸骨后烧灼不适,无呕血及黑便,大便干燥不易解,自行院外购买奥美拉唑口服,治疗无效,曾行胃镜检查:①正常食管;②慢性非萎缩性胃炎伴胆汁反流;③十二指肠球部溃疡(S1期);④幽门螺杆菌阴性。院外服药治疗后症状无明显改善,今为系统治疗就诊。症见:神清、神萎,胃脘部持续针刺样疼痛,伴饱胀、反酸、呃逆,饭后症状明显,胸骨后烧灼不适,大便干燥不易解,小便正常。体格检查:体温36.4 ℃,脉搏85次/分,呼吸20次/分,血压120/80 mmHg。体型偏瘦。心、肺未见明显异常。腹平软,剑突下压痛明显,无反跳痛及肌紧张,肝脾肋下未扪及,墨菲征阴性,移动性浊音阴性,肝、肾区无叩痛。双下肢无水肿。生理反射存在,病理征未引出。舌淡苔薄白,脉弦。行辅助检查,随机末梢血糖:10.1 mmol/L(餐后);心电图:正常,窦性心律。

中医诊断:胃痛(脾胃两虚)。

西医诊断:①慢性胃炎急性发作;②十二指肠球部溃疡;③胃食管反流。

治法:温中健脾,敛疮生肌,和胃止痛。

处方:三乌汤。海螵蛸15 g,浙贝母15 g,乌药10 g,白及10 g,积雪草15 g,佛手10 g,仙鹤草30 g,煅瓦楞子15 g,乌梅10 g,大枣10 g。7剂,每日1剂,煎取300 mL,每日3次,每次100 mL。

二诊(2009年4月27日):患者诉上腹痛稍有缓解,胸骨后不适感有所减轻,进食后仍感胃脘部饱胀,偶有泛酸、呃逆,精神、饮食欠佳,睡眠可,二便正常。舌淡苔薄白,脉弦。体格检查:生命体征正常,上腹部压痛,无反跳痛及肌紧张。患者静脉血糖偏高,但其随机末梢血糖正常,追问为进食后抽血,故考虑饮食原因所致,不考虑糖尿病。考虑患者不适症状稍有改善,在初诊方基础上加柿蒂10 g,蒲公英30 g。7剂,每日1剂,煎取300 mL,每日3次,每次100 mL。

三诊(2009年5月4日):患者诉上腹部偶有疼痛,时有胸骨后烧灼不适,胃脘部无明显饱胀感,无泛酸、嗳气及呃逆等,二便正常。舌淡苔薄白,脉弦。体格检查:生命体征平稳,心、肺未见明显异常。腹平软,剑突下深压痛,无反跳痛及肌紧张,肝脾肋下未扪及,墨菲征阴性,移动性浊音阴性,肝、肾区无叩痛。考虑患者病情好转,继续予二诊方7剂内服,每日1剂,煎取300 mL,每日3次,每次100 mL。

四诊(2009年5月12日):患者诉上腹部无明显疼痛,无明显咳嗽、咳痰,饮食、睡眠尚可,二便正常。舌淡苔薄白,脉弦。体格检查:腹平软,上腹部轻微压痛,无反跳痛及肌紧张,肝脾肋下未扪及,墨菲征阴性,移动性浊音阴性。调整用药如下:海螵蛸15 g,浙贝母10 g,乌药10 g,白及10 g,茯苓30 g,白术15 g,仙鹤草30 g,蒲公英30 g,乌梅10 g,大枣6 g。8剂,每日1剂,煎取300 mL,每日3次,每次100 mL。

五诊(2009年5月28日):患者诉已停药1周,精神可,饮食佳,无上腹部疼痛,二便正常。舌淡苔薄白,脉弦。体格检查:腹平软,上腹部轻微压痛,无反跳痛及肌紧张,肝脾肋下未扪及,墨菲征阴性,移动性浊音阴性。行胃镜检查:①正常食管;②慢性胃炎;③幽门螺杆菌阴性。嘱患者停止服药,注意饮食,随诊。

【验案二】

患者,男,67岁,汉族,农民,因"反复胃脘部胀痛半年,再发1周"于2017年9月13日就诊。

初诊:半年来,患者情绪低落,进食后出现胃脘部胀痛不适,呈持续性,伴轻微恶心欲吐,无畏寒发热,无心慌胸闷等,当时自行口服"健胃消食片"治疗,其胀痛症状有所减轻,未感明显恶心呕吐。其后每遇情绪波动就出现胃脘部胀痛,每次均自服药物(具体不详)治疗,症状得以减轻,随后呈反复发作。2天前患者再次因情绪波动而症状再发,出现胃脘部胀痛,偶有泛酸、呃逆,院外服药(具体不详)治疗后其症状无明显改善,今为进一步诊治就诊。症见:神清、神萎,情绪较差,胃脘部胀痛不适,偶有泛酸、呃逆,精神、饮食欠佳,睡眠尚可,大便黑,小便正常,近来体重无明显减轻。体格检查:体温36.7 ℃,脉搏73次/分,呼吸20次/分,血压116/72 mmHg。心、肺未见明显异常。腹平软,剑突下深压不适,无反跳痛及肌紧张,肝脾肋下未扪及,墨菲征阴性,移动性浊音阴性。双下肢无水肿。生理反射存在,病理征未引出。舌淡苔薄白,脉弦。行辅助检查,随机末梢血糖:7.6 mmol/L。心电图:正常,窦性心律。胃镜:①食管炎;②十二指肠球部溃疡(S2期);③幽门螺杆菌阴性。

中医诊断:胃痛(脾胃两虚)。

西医诊断:①慢性非萎缩性胃炎;②十二指肠球部溃疡。

治法:疏肝理气,和胃止痛,敛疮收肌。

处方:三乌汤加味。海螵蛸15 g,浙贝母15 g,乌药10 g,白及10 g,延胡索15 g,茯苓30 g,积雪草15 g,佛手10 g,仙鹤草30 g,煅瓦楞子15 g,乌梅10 g,大枣10 g。7剂,每日1剂,煎取300 mL,每日3次,每次100 mL。

二诊(2017年9月20日):患者诉上腹部疼痛减轻,无明显泛酸,无恶心呕吐,无心慌胸闷,大便稀溏,小便正常。舌淡苔薄黄,脉弦。在初诊方基础上减延胡索、积雪草,加炒谷芽30 g,炒麦芽30 g。7剂,每日1剂,煎取300 mL,每日3次,每次100 mL。

三诊(2017年9月27日):患者诉精神、饮食、睡眠可,无胃脘部胀痛,二便正常。舌淡苔薄黄,脉弦。调整用药如下:海螵蛸15 g,浙贝母10 g,乌药10 g,白及10 g,茯苓30 g,蒲公英30 g,马齿苋15 g,乌梅10 g,大枣10 g。7剂,每日1剂,煎取300 mL,每日3次,每次100 mL。

四诊(2018年10月4日):患者诉偶有上腹部不适,胀痛感明显消失,无泛酸、嗳气,饮食、睡眠尚可,大便稀溏,小便正常。舌淡苔薄黄,脉弦。继服三诊方14剂,每日1剂,煎取300 mL,每日3次,每次100 mL。

五诊(2018年10月28日):患者诉无上腹部不适,胀痛感明显消失,无泛酸、嗳气,饮食、睡眠尚可,大便稀溏,小便正常。舌淡苔薄黄,脉弦。行胃镜检查:①食管炎;②慢性胃炎;③幽门螺杆菌阴性。以健脾和胃为法,调整用药如下:党参15 g,炒白术10 g,茯苓30 g,陈皮15 g,当归10 g,乌梅10 g,大枣10 g。7剂,每日1剂,煎取300 mL,每日3次,每次100 mL。嘱患者服完后,停止服药,注意饮食,随诊。

【按语】

三乌汤重在温中行气,敛疮生肌,止血,但中病即止,加健脾和胃之药以缓治之。

方名二:吴茱建中汤。
方药:制吴茱萸6 g,高良姜10 g,麸炒白术10 g,蒲公英30 g,醋延胡索15 g,山慈菇10 g,炒川楝子10 g,炒麦芽30 g,炒谷芽30 g,炒山楂20 g,醋鸡内金15 g,陈皮10 g,炒建曲15 g。
功效:温中健脾,行气止痛。
主治:胃部不适,上腹部胀痛(伴有压痛,可与进食有关,在进食冷、热、辣、油腻等刺激性食物后疼痛加重),急性、慢性胃炎,功能性消化不良等。
用法:每日1剂,煎取300 mL,每日3次,每次100 mL。
方解:制吴茱萸味辛、苦,性热,归肝、脾、胃、肾经,具有散寒止痛、降逆止呕、助阳止泻等功效;高良姜味辛,性热,归脾、胃经,具有温胃止呕、散寒止痛等功效;麸炒白术味辛、甘,性温,归脾、胃经,具有燥湿利水、止汗、安胎等功效;蒲公英味甘,性平,无毒,归肝、胃经,具有清热解毒、利尿散结等功效;醋延胡索味辛、苦,性温,归肝、脾经,具有活血、行气、止痛等功效;山慈菇味甘、微辛,性凉,归肝、脾经,具有清热解毒、化痰散结等功效;炒川楝子味苦,性寒,归肝、小肠、膀胱经,具有疏肝泄热、行气止痛、杀虫等功效;炒谷芽、炒麦芽味甘,性温,归脾、胃经,具有健脾开胃、消食和中等功效;炒山楂味酸、甘,性微温,具有消食健胃、行气散瘀等功效;醋鸡内金味甘,性平,归脾、胃、小肠、膀胱经,具有健胃消食、涩精止遗、通淋化石等功效;陈皮味苦、辛,性温,归肺、脾经,具有理气健脾、燥湿化痰等功效;炒建曲味苦,性温,归胃经,具有健脾消食、理气化湿等功效。诸药合用,温中健脾、行气止痛。

【验案一】

患者,女,62岁,汉族,农民,因"反复胃脘部疼痛1年,加重2周"于2015年3月7日就诊。

初诊:1年来,患者无明显诱因反复出现胃脘部疼痛,呈胀痛,时有恶心、欲吐,进食后胃胀,大便干结难解,时有稀便,便后胃胀缓解,无呕血及黑便,时有里急后重,时有肛门坠胀,无畏寒发热,曾于院外药店自购药物(具体不详)口服,其症状稍有减轻,随后反复发作。今为进一步治疗就诊。症见:神清,胃脘部疼痛,呈胀痛,胃脘部嘈杂不适,时有恶心、欲吐,进食后胃胀,大便干结难解,时有稀便,便后胃胀缓解,时有里急后重及肛门坠胀,饮食、睡眠欠佳,小便正常,患者自患病以来体重无明显变化。既往有3⁺年"腰椎间盘突出症"病史。体格检查:体温36.5 ℃,脉搏76次/分,呼吸18次/分,血压121/74 mmHg。神清、神萎,体型偏胖。心、肺未见明显异常。腹平软,剑突下深压不适,无反跳痛及肌紧张,肝脾肋下未扪及,墨菲征阴性,移动性浊音阴性,肝、肾区无叩击痛。双下肢无水肿。生理反射存在,病理征未引出。舌淡苔薄白,脉沉细。行辅助检查,随机末梢血糖:4.7 mmol/L。胃镜:①正常食管;②慢性胃炎;③幽门螺杆菌阴性。

中医诊断:胃痛(脾胃虚寒)。

西医诊断:①慢性胃炎急性发作;②腰椎间盘突出症。

治法:温中健脾,行气止痛。

处方:吴茱建中汤加味。制吴茱萸6 g,高良姜10 g,麸炒白术10 g,蒲公英30 g,醋延胡索15 g,山慈菇10 g,蒲公英30 g,炒川楝子10 g,炒麦芽30 g,炒谷芽30 g,炒山楂20 g,醋鸡内金15 g,陈皮10 g,炒建曲15 g。5剂,每日1剂,煎取300 mL,每日3次,每次100 mL。

二诊(2015年3月12日):患者诉胃脘部仍有不适,时有泛酸嗳气,进食后感胃胀,大便2日未解,饮食、睡眠欠佳,小便正常。舌淡苔薄白,脉沉细。以健脾和胃,理气宽中为法,在初诊方基础上减醋延胡索、炒川楝子,加炒莱菔子15 g。3剂,每日1剂,煎取300 mL,每日3次,每次100 mL。

三诊(2015年3月15日):患者胃脘部疼痛明显好转,进食后饱胀感有所改善,大便干燥不易解,无肛门灼热感,饮食、睡眠改善,小便正常。舌淡苔薄白,脉沉细。体格检查:心、肺、腹未见明显异常。考虑患者病情好转,继续予二诊方3剂内服,每日1剂,煎取300 mL,每日3次,每次100 mL。

四诊(2015年3月18日):患者诉胃脘部稍微疼痛,进食后饱胀感较前明显,无恶心呕吐,无呃逆泛酸等,饮食、睡眠可,大便稍干燥,小便正常。舌淡苔薄白,脉沉细。体格检查:腹平软,剑突下深压不适,无反跳痛及肌紧张,肝脾肋下未扪及,墨菲征阴性。结合患者目前症状,以理气健脾、温中止痛为法,调整用药如下:制吴茱萸3 g,高良姜6 g,茯苓30 g,麸炒白术15 g,蒲公英15 g,莱菔子15 g,山慈菇10 g,炒麦芽20 g,炒谷芽20 g,陈皮15 g,厚朴15 g,茯苓15 g,炒建曲15 g。3剂,每日1剂,煎取300 mL,每日3次,每次100 mL。

五诊(2015年3月22日):患者诉胃脘部无疼痛,无腹胀,无恶心欲吐,偶有稀便,饮食、睡眠可,小便正常。体格检查:腹平软,剑突下深压不适,无反跳痛及肌紧张,肝脾肋下未扪及,墨菲征阴性。行辅助检查,幽门螺杆菌阴性。嘱患者停药,随诊。

【验案二】

患者,女,58岁,汉族,农民,因"反复胃脘部疼痛2年,再发加重1周"于2017年6月15

日就诊。

初诊：2年来，患者无明显诱因反复出现胃脘部疼痛，表现以冷痛为主，疼痛时以热水温敷后可缓解，伴进食后胃胀，无恶心呕吐，无呕血及黑便，自行于药店购买药物（具体不详）口服，其胃痛症状稍有减轻，随后反复发作。1周前因受凉感冒后胃脘部疼痛症状再发，且较前稍感加重，不欲进食，无恶心呕吐，无畏寒发热，无腹泻等，口服不详药物后症状无减轻。今为进一步治疗就诊。症见：神清，胃脘部疼痛，不欲进食，精神欠佳，睡眠尚可，大便近3日未解，小便正常。体格检查：体温36.4℃，脉搏82次/分，呼吸20次/分，血压138/76 mmHg。心、肺未见明显异常，腹平软，剑突下深压不适，无反跳痛及肌紧张，肝脾肋下未扪及，墨菲征阴性，移动性浊音阴性，肝、肾区无叩击痛。双下肢无水肿。生理反射存在，病理征未引出。舌淡苔薄白，脉沉细。行辅助检查，随机末梢血糖：4.7 mmol/L。

中医诊断：胃痛（脾胃虚寒）。

西医诊断：慢性胃炎急性发作。

治法：温中健脾，行气止痛。

处方：吴萸建中汤。制吴茱萸6 g，高良姜10 g，麸炒白术10 g，蒲公英30 g，醋延胡索15 g，山慈菇10 g，炒川楝子10 g，炒麦芽30 g，炒谷芽30 g，炒山楂20 g，醋鸡内金15 g，陈皮10 g，炒建曲15 g。5剂，每日1剂，煎取300 mL，每日3次，每次100 mL。

二诊（2017年6月19日）：患者自觉胃脘部疼痛有所减轻，无泛酸、呃逆等，饮食稍好转，大便仍未解，小便正常。舌淡苔薄白，脉沉细。在初诊方基础上减山慈菇、醋延胡索、炒川楝子。3剂，每日1剂，煎取300 mL，每日3次，每次100 mL。

三诊（2017年6月22日）：患者胃脘部疼痛较之前明显好转，饮食改善，大便已解，睡眠可，小便正常。舌淡苔薄白，脉沉细。体格检查：心、肺、腹体格检查无明显异常。考虑患者病情好转，继续予二诊方4剂内服，每日1剂，煎取300 mL，每日3次，每次100 mL。

四诊（2017年6月26日）：患者诉胃脘部无不适，无恶心呕吐，无呃逆、泛酸等，饮食、睡眠可，二便正常。舌淡苔薄白，脉沉。以健脾开胃为法，调整用药如下：党参20 g，白术10 g，茯苓15 g，山药18 g，厚朴15 g，莲子10 g，生姜6 g。3剂，每日1剂，煎取300 mL，每日3次，每次100 mL。

五诊（2017年6月29日）：患者诉胃脘部无不适，无泛酸，饮食、睡眠可，二便正常。体格检查：无明显异常。嘱患者停止服药，随诊。

【按语】

《素问·六元正纪大论》："木郁之发，太虚埃昏，云物以扰，大风乃至，屋发折木，木有变。故民病胃脘当心而痛。"《灵枢·邪气脏腑病形》："胃病者，腹（膜）胀，胃脘当心而痛。"胃为阳土，为"水谷之海""仓廪之官"，主"柔顺"，以通为用，以降为顺。对胃病的治疗，应以温胃健脾、舒肝和胃为主，《素问·宝命全角论》："土得木而达。"因此胃痛病位在胃，与肝密切相关。《景岳全书》:"胃脘痛证,多有因食、因寒、因气不顺者,然因食因寒,亦无不皆关于气,盖食停则气滞,寒留则气凝,所以治痛之要,但察其果属实邪,皆当以理气为主。"吴萸建中汤针对脾胃虚寒之"萎胃"而设,药多香窜燥烈,易伤阴津,若属阴虚者禁用本方。即使方好,亦不可统一治病,临床上应详细辨证。

瘾疹

瘾疹是一种皮肤出现红色或苍白风团,时隐时现的瘙痒性、过敏性皮肤病,发无定处,骤起骤退,消退后不留任何痕迹。临床上可分为急性和慢性,急性者骤发速愈,慢性者可反复发作。

瘾疹因禀赋不耐,人体对某些物质过敏所致。可因卫外不固,风寒、风热之邪客于肌表;或因肠胃湿热郁于肌肤;或因气血不足,虚风内生;或因情志内伤,冲任不调,肝肾不足,而致风邪搏结于肌肤而发病。

方名:凉血疏风散。

方药:水牛角20 g,地肤子30 g,蛇床子15 g,地黄30 g,蝉蜕10 g,乌梢蛇10 g,金银花15 g,白鲜皮20 g,防风10 g,当归10 g,苦参18 g,墨旱莲20 g,甘草6 g。

功效:疏风清热,凉血止痒。

主治:皮肤瘙痒,或有风团,或结痂等,如现代医学的荨麻疹或其他皮疹病变等。

用法:每日1剂,煎取300 mL,每日3次,每次100 mL。

方解:方中水牛角味苦,性寒,归心、肝经,具有清热凉血、解毒、定惊等功效,《陆川本草》谓其"凉血解毒,止衄。治热病昏迷,麻痘斑疹,吐血、衄血,血热,溺赤。"地肤子味辛、苦,性寒,归肾、膀胱经,具有清热利湿、祛风止痒等功效。蛇床子味辛、苦,性温,归肾经,具有燥湿祛风、杀虫止痒、温肾壮阳等功效。地黄味甘、苦,性寒,归心、肺、肝经,具有清热凉血、养阴生津等功效。蝉蜕味甘、咸,性凉,归肺、肝经,具有疏散风热、利咽开音、透疹、明目退翳、息风止痉等功效。乌梢蛇味甘,性平,归肺、脾、肝经,具有祛风湿、通经络、止痉等功效。金银花味甘,性寒,归肺、胃经,具有清热解毒、消炎退肿等功效。白鲜皮味苦,性寒,归脾、胃、膀胱经,具有清热燥湿、祛风解毒等功效。防风味辛、甘,性微温,归膀胱、肝、脾经,具有祛风解表、胜湿止痛、止痉等功效。甘草味甘,性平,归心、肺、脾、胃经,具有补脾益气、清热解毒、祛痰止咳、缓急止痛、调和诸药等功效。当归味甘、辛,性温,归肝、心、脾经,具有补血活血、调经止痛、润肠通便等功效。苦参味苦,性寒,归心、肝、胃、大肠、膀胱经,具有清热燥湿、杀虫、利尿等功效。墨旱莲味甘、酸,性凉,归肝、肾经,具有凉血、止血、补肾、益阴等功效。诸药合用,疏风清热、凉血止痒。

【验案一】

患者,男,41岁,汉族,农民,因"全身皮肤瘙痒1个月"于2018年10月3日就诊。

初诊:1个月前患者无明显诱因出现全身皮肤瘙痒,上躯干见大片斑疹,抚之碍手,天气热时瘙痒加重,瘙痒时皮肤见大量划痕,无畏寒发热,无恶心呕吐,无胸闷气短等不适,故未予重视,自行于药店购买外用药(具体不详)擦局部,但其症状时有加重,仍未正规诊治。今为系统治疗就诊。症见:神清,全身皮肤瘙痒,自觉天气热时瘙痒加重,冷时瘙痒减轻,精神、饮食尚可,睡眠较差,二便正常。体格检查:体温36.5 ℃,脉搏77次/分,呼吸21次/分,血压105/60 mmHg。体型中等。全身皮肤见散在抓痕,部分已结痂。心、肺、腹未见明显异常。双下肢无水肿。四肢肌力、肌张力均正常。生理反射存在,病理征未引出。舌红苔黄,脉数。行辅助检查,随机末梢血糖:5.6 mmol/L;血常规、心电图、电解质未见明显异常。

中医诊断:瘾疹。

西医诊断:荨麻疹。

治法:疏风清热,凉血止痒。

处方:凉血疏风散加减。水牛角20 g,地肤子30 g,蛇床子10 g,地黄30 g,蝉蜕10 g,乌梢蛇10 g,金银花20 g,白鲜皮20 g,防风10 g,当归10 g,苦参18 g,墨旱莲20 g,甘草6 g。4剂,每日1剂,煎取300 mL,每日3次,每次100 mL。

二诊(2018年10月8日):患者自觉皮肤瘙痒症状较前有所减轻,天气热时瘙痒仍较明显,无心慌胸闷,无畏寒发热等,睡眠较差,精神、饮食尚可,二便正常。舌红苔黄,脉数。体格检查:生命体征正常,全身皮肤见散在抓痕,部分已结痂。结合患者病情,调整处方用药如下:水牛角20 g,地肤子30 g,蛇床子15 g,地黄30 g,蝉蜕10 g,乌梢蛇10 g,金银花20 g,白鲜皮15 g,防风6 g,当归15 g,苦参20 g,墨旱莲20 g,珍珠母30 g(先煎),合欢皮15 g,甘草6 g。4剂,每日1剂,煎取300 mL,每日3次,每次100 mL。

三诊(2018年10月12日):患者诉全身皮肤瘙痒较前明显好转,睡眠改善,余无特殊不适,一般情况可。舌红苔薄黄,脉数。体格检查:生命体征正常,全身皮肤抓痕消失,部分结痂已脱落。因患者病情减轻,嘱其继服二诊方4剂后停药,随诊。

【验案二】

患者,男,24岁,汉族,因"面部皮肤瘙痒1周"于2018年12月19日就诊。

初诊:1周前患者因进食海鲜及烧烤后出现面部皮肤轻微瘙痒,无心慌胸闷,无肢体乏力,因症状轻且未影响日常生活,故未引起重视。随后其面部皮肤瘙痒感逐渐明显,且局部可见淡红色皮疹,自行于药店购买止痒药(具体不详)口服,但症状无明显好转。今为进一步治疗就诊。症见:神清,面部皮肤瘙痒,颜面部可见散在皮疹,精神、饮食、睡眠可,二便正常。

体格检查:体温36.2 ℃,脉搏69次/分,呼吸20次/分,血压116/70 mmHg。体型中等。面部见散在淡红色皮疹,局部无抓痕或结痂,无皮肤渗血、渗液。心、肺、腹未见明显异常。双下肢无水肿。四肢肌力、肌张力均正常。生理反射存在,病理征未引出。舌红苔黄,脉数。行辅助检查,随机末梢血糖:5.0 mmol/L。

中医诊断:瘾疹。

西医诊断:过敏性皮炎。

治法:疏风清热,凉血止痒。

处方:凉血疏风散加减。水牛角20 g,地肤子30 g,蛇床子10 g,地黄30 g,蝉蜕10 g,乌梢蛇10 g,金银花20 g,白鲜皮20 g,防风10 g,当归10 g,苦参20 g,墨旱莲20 g,蒲公英15 g,车前子10 g(包煎),甘草6 g。4剂,每日1剂,煎取300 mL,每日3次,每次100 mL。

二诊(2018年12月23日):患者面部皮肤瘙痒症状稍有减轻,无心慌胸闷,无畏寒发热等,精神、饮食、睡眠尚可,二便正常。舌红苔黄,脉数。考虑初诊治疗效果欠佳,故调整处方用药如下:水牛角30 g,地肤子30 g,蛇床子15 g,地黄30 g,蝉蜕15 g,乌梢蛇15 g,金银花18 g,白鲜皮30 g,防风6 g,当归10 g,苦参20 g,炒栀子10 g,蒲公英30 g,车前草15 g。4剂,每日1剂,煎取300 mL,每日3次,每次100 mL。

三诊(2018年12月27日):患者皮肤瘙痒症状较前明显减轻,局部淡红色皮疹较前明显变淡,余无特殊不适,一般情况可。体格检查:生命体征正常,心、肺、腹未见明显异常。考虑患者病情改善,故嘱其继服二诊方7剂,每日1剂,煎取300 mL,每日3次,每次100 mL。

四诊(2019年1月4日):患者皮肤瘙痒症状消失,精神、饮食、睡眠均正常,二便正常。体格检查:生命体征正常,心、肺、腹未见明显异常。考虑患者已愈,故嘱其停药,注意饮食,避免食用辛辣刺激食物及接触过敏物,随诊。

【按语】

瘾疹为临床常见病,《医宗金鉴》:"此证俗名鬼饭疙瘩。由汗出受风,或露卧乘凉,风邪多中表虚之人。初起皮肤作痒,次发扁疙瘩,形如豆瓣,堆累成片。"病机为禀赋不足,卫外不固,或因外邪,或气血不足,虚风内生,或情志不调等。患者风热久羁血络,应透发风热,方中可加凉血、活血、败毒之类,如苦参、蒲公英。因风、热、血、毒内在联系,血行风自灭,热去则毒去,而后败之,而后瘾疹退。

不寐

不寐在古代文献中亦称"目不瞑""不得卧"等。临床主要表现为入睡困难、易醒、早醒和醒后再难入睡等。不寐的病机主要由机体脏腑气血功能失调，阳不入阴，阴阳不交所致。其主要症状表现繁杂，轻者入寐困难，或寐而易醒，醒后不能再寐，抑或时寐时醒等；严重者则整夜不能寐。

不寐病位主要在心、肾、脑，正如《景岳全书》所云："总属其阴精血之不足，阴阳不交，而神有不安其室耳。"《下经》："胃不和则卧不安。此之谓也。"指出气机升降出入是维持正常寐的基本条件，或因于实，痰湿、瘀血、积滞等阻滞气机；或因于虚，五脏气血虚衰，转运不利，均可导致"营卫之道涩""营卫之行失常"而影响寐。辨病要点：一是辨轻重。不寐的病证与其病因、病程长短有关，要通过不同的临床表现加以辨别。二是辨虚实。虚证属阴血不足、脑心失其所养；实证为痰火扰心，或瘀血阻滞、脑神失养。三是辨受病脏腑。由于心神被扰或心神失养，神不守舍而致不寐。亦因肾精亏虚、脑海失滋、神不守持而致不寐。同时，其他脏腑如肝、胆、脾、胃、肾的阴阳气血失调，也可扰动脑心之神而致不寐。治病要点：一是注重调整脏腑阴阳气血。由于不寐主要因脏腑阴阳失调、气血失和，以致心神不宁，注重调整脏腑阴阳气血，以"补其不足，泻其有余，调其虚实"为总则。二是安脑神定心志为其基本治法。不寐的病机关键在于心神不安，脑失平衡，因而安神定志为不寐的基本治法。三是加强精神疏导。情志不舒或精神紧张、过度焦虑等精神症状是导致不寐的常见因素，因而消除焦虑及紧张情绪，保持精神舒畅，是治疗不寐的重要方法之一，可取得药物所难以达到的疗效。

方名：柴胡安神汤。

方药：柴胡12 g，煅龙骨30 g（先煎），煅牡蛎30 g（先煎），珍珠母30 g（先煎），炒酸枣仁30 g，茯神30 g，制远志6 g，郁李仁10 g，当归10 g，制何首乌10 g，川芎10 g。

功效：镇惊，安神，定志。

主治：入寐困难，时寐时醒，醒后不能再寐，寐而不酣，彻夜不寐，更年期综合征，焦虑症，抑郁症，心悸等。

用法：每日1剂，煎取300 mL，每日3次，每次100 mL。

方解：柴胡味苦，性平，入肝、胆经，具有退热、疏肝解郁、升阳等功效，临床观察其退热作用平稳可靠，有镇静、镇痛、解除胸闷胁痛、开郁调经的作用，故为君药。臣药选择煅龙骨、煅牡蛎，性凉，主治在阳明，为强壮收涩药，兼有敛汗之效，两药连用，除能消除烦躁外，更治惊狂、烦惊。珍珠母，味甘、咸，归肝、心经，具有平肝、潜阳、定惊、止血等功效。《本草经解》：

"酸枣仁,气平、味酸、无毒。主心腹寒热,邪结气聚,四肢酸痛,湿痹,久服安五脏,轻身延年。"因此,炒酸枣仁适用于血虚不眠者。《金匮要略》中有"虚劳虚烦不得眠,酸枣仁汤主之"的记载。药理研究表明,酸枣仁皂苷 A 作为酸枣仁中的重要成分,具有显著的中枢抑制作用,能缩短睡眠潜伏期,从而改善睡眠。茯神味甘,性平,归心、脾经,具有宁心、安神、利水等功效。制远志味苦,性温,归心、肾、肺经,具有安神益智、祛痰、消肿等功效。郁李仁味辛、苦、甘,性平,归脾、大肠、小肠经,具有润肠通便、利水、下气等功效。当归性温,入心、肝、脾经,入手少阴,以其心主血也;入足太阴,以其脾裹血也;入足厥阴,以其肝藏血也。制何首乌味苦、甘,性温,归肝、心、肾经,具有补肝肾、益精血等功效。《本草纲目》中关于川芎的记载:"燥湿,止泻痢,行气开郁。"川芎可以活血祛瘀,可以通顺血脉,具有消散、行气开郁、引药入脑等功效。诸药合用,共奏镇惊、安神、定志之功。

【验案一】

患者,男,72 岁,退休,因"失眠多梦 7 年,加重 2 个月"于 2018 年 5 月 3 日就诊。

初诊: 7 年前无明显诱因出现失眠多梦,伴阵发性头晕,耳鸣如蝉叫,家属诉其记忆力明显下降,以近事记忆为主,无喘息、恶心、呕吐,无夜间潮热盗汗等,病来未做特殊处理,症状时有反复。2 个月前上述症状加重,整夜不能入睡,每晚自服"艾司唑仑 1mg",仍不能入睡,治疗效果不明显,今为系统治疗就诊。症见:失眠多梦,睡眠时间仅 1~2 小时,耳鸣如蝉叫,以夜间为甚,伴阵发性头晕、头痛,口干口苦,腰膝酸软,精神、饮食可,二便正常。体格检查:体温 36.5 ℃,脉搏 82 次/分,呼吸 20 次/分,血压 130/72 mmHg。神清,体型中等,慢性病面容。心、肺、脾未见明显异常,腹平软,全腹无压痛、反跳痛及肌紧张,墨菲征阴性,麦氏点无压痛,肝脾肋下未扪及,双肾区无叩击痛,移动性浊音阴性。双下肢无水肿。四肢肌力、肌张力均正常。生理反射存在,病理征未引出。舌红苔薄黄,脉细涩。行辅助检查,随机末梢血糖:5.6 mmol/L。

中医诊断: 不寐(心肾不交)。

西诊诊断: 睡眠障碍。

治法: 益气镇惊,安神,定志。

处方: 停止服用艾司唑仑,用柴胡安神汤。柴胡 12 g,煅龙骨 30 g(先煎),煅牡蛎 30 g(先煎),珍珠母 30 g(先煎),炒酸枣仁 30 g,茯神 30 g,制远志 6 g,郁李仁 10 g,当归 10 g,制何首乌 10 g,川芎 10 g。5 剂,每日 1 剂,煎取 300 mL,每日 3 次,每次 100 mL。

二诊(2018 年 5 月 8 日): 失眠症状减轻,伴轻微头晕、头痛。舌红苔白腻,脉滑数。继续服初诊方 5 剂,每日 1 剂,煎取 300 mL,每日 3 次,每次 100 mL。

三诊(2018 年 5 月 13 日): 无失眠症状,少梦,每晚睡眠 5~6 小时。舌红苔白腻,脉滑数。在二诊方基础上减郁李仁,加合欢皮 10 g。5 剂,每日 1 剂,煎取 300 mL,每日 3 次,每次 100 mL。服完后停止用药,随诊。

四诊(2018年8月13日):随访,患者已愈。

【验案二】

患者,女,62岁,汉族,农民,因"入睡困难1年"于2018年9月15日就诊。

初诊:1年前患者无明显诱因出现入睡困难,多梦,易惊醒,睡眠时间仅1~3小时,曾就诊于多家医院,均诊断为"失眠症",予每晚口服"氯硝西泮1mg"。服用该药物可以入睡,但停药后仍入睡困难,今为系统治疗就诊。症见:神萎,入睡困难,夜间易惊醒,多梦,心悸气短,全身乏力,在安眠药帮助下,睡眠时间可达3~4小时,停药后仍入睡困难,精神惶恐,饮食差,二便正常。体格检查:体温36.2℃,脉搏75次/分,呼吸18次/分,血压100/62 mmHg。体型中等。心、肺、腹未见明显异常。双下肢无水肿。四肢肌力、肌张力均正常。生理反射存在,病理征未引出。舌红苔薄白,脉细。行辅助检查,脑电图:轻度异常。

中医诊断:不寐(心脾两虚)。

西医诊断:睡眠障碍。

治法:益气镇惊,安神,定志。

处方:停止服用氯硝西泮,用柴胡安神汤加减。柴胡15 g,煅龙骨20 g(先煎),煅牡蛎20 g(先煎),当归10 g,川芎10 g,珍珠母30 g(先煎),炒酸枣仁30 g,茯神40 g,茯苓20 g,制何首乌10 g,郁李仁10 g,大枣6 g。5剂,每日1剂,煎取300 mL,每日3次,每次100 mL。

二诊(2018年9月20日):睡眠时间2~4小时,但仍多梦,精神惶恐。舌淡红苔薄白,脉细。在初诊方基础上减郁李仁,加琥珀6 g、茯苓30 g。5剂,每日1剂,煎取300 mL,每日3次,每次100 mL。

三诊(2018年9月26日):睡眠时间4~5小时,但仍多梦,精神好转。舌淡红苔薄白,脉细。在二诊方基础上加远志6 g。7剂,每日1剂,煎取300 mL,每日3次,每次100 mL。

四诊(2018年10月7日):睡眠时间可达6小时,少梦。舌淡红苔薄白,脉细。为巩固疗效,继续服三诊方5剂,每日1剂,煎取300 mL,每日3次,每次100 mL。

五诊(2018年11月5日):随诊,患者已愈,未见复发。

【验案三】

患者,女,31岁,汉族,因"入睡困难4年"于1998年9月11日就诊。

初诊:4年前患者无明显诱因出现入睡困难,多梦,易惊醒,睡眠时间仅0.5~1小时,曾就诊于多家医院,均诊断为"失眠症",予每晚口服"氯硝西泮1mg"。服用该药物可以入睡,但停药后仍入睡困难,今为系统治疗就诊。症见:神萎,入睡困难,夜间易惊醒,惶恐,多梦,心悸气短,全身乏力,在安眠药帮助下,睡眠时间可达2~3小时,停药后仍入睡困难,精神、饮食差,二便正常。体格检查:体温36.1℃,脉搏85次/分,呼吸20次/分,血压110/62 mmHg。

体型中等。全身皮肤及巩膜无黄染,浅表淋巴结无肿大、无压痛。双侧耳郭对称无畸形,外耳道干燥,无红肿及脓性分泌物,双耳听力正常。口唇无发绀,伸舌居中,口腔黏膜无出血点及溃疡,颈软,甲状腺无肿大。心、肺、脾未见明显异常。腹平软,无压痛、反跳痛。双下肢无水肿。四肢肌力、肌张力均正常。生理反射存在,病理征未引出。舌红苔薄白,脉细。行辅助检查,脑电图:轻度异常。

中医诊断:不寐(肝郁脾虚)。

西医诊断:睡眠障碍。

治法:益气镇惊,安神,定志。

处方:柴胡安神汤加减。柴胡15 g,煅龙骨20 g(先煎),煅牡蛎20 g(先煎),当归10 g,川芎10 g,珍珠母30 g(先煎),炒酸枣仁30 g,茯神40 g,琥珀10 g,茯苓30 g,制何首乌10 g,郁李仁10 g。7剂,每日1剂,煎取300 mL,每日3次,每次100 mL。在服中药期间,予每晚口服"氯硝西泮0.5mg",并逐渐减量至停止服用。

二诊(1998年9月18日):睡眠时间3~5小时,但仍多梦,时有惶恐。舌淡红苔薄白,脉细。饮食不佳。在初诊方基础上加远志6 g、夜交藤15 g、建曲15 g。7剂,每日1剂,煎取300 mL,每日3次,每次100 mL。

三诊(1998年9月25日):睡眠时间5~6小时,但仍多梦,无惶恐。舌淡红苔薄白,脉细。饮食不佳。在二诊方基础上减郁李仁。7剂,每日1剂,煎取300 mL,每日3次,每次100 mL。

四诊(1998年10月2日):睡眠时间6小时以上,少梦,无惶恐。舌淡红苔薄白,脉细。继续服三诊方5剂,每日1剂,煎取300 mL,每日3次,每次100 mL。服完药后嘱其停止服药。

五诊(1999年3月28日):患者已经停止服药5个月,未见复发,已愈。

【按语】

柴胡安神汤是调节神志的基本方。不寐一证,古人认为是神魂不安,因主神明在脑,藏神于心、藏魂于肝,肝郁脾虚,痰湿生,痰火交郁,上扰清窍,脑之神明被扰,变生百病,因此,"心病还须心药治",应消除"五志过极"之病因。治病必求于本,本不祛,病何能愈,故以益气镇惊、安神、定志为治疗之法。若患者长期服用氯硝西泮,需要依赖该药物入睡,在服中药时应逐渐减量至停药后仍可入睡,方可痊愈。

腰 痛

腰痛是指腰部感受外邪,或因劳伤,或由肾虚而引起气血运行失调,脉络绌急,腰府失养所致的以腰部一侧或两侧疼痛为主要表现的一类疾病。

腰痛病因主要为风、寒、暑、湿、燥、火等六淫入侵,肾亏体虚,或先天禀赋不足,外感风寒湿热诸邪,留着腰脊,痰瘀互结,或湿性黏滞,流注于脊所致。

方名：独活止痛汤。

方药：独活 20 g,桑寄生 15 g,秦艽 15 g,盐杜仲 15 g,威灵仙 15 g,炒续断 15 g,制川乌 6 g(先煎),骨碎补 15 g,乌梢蛇 20 g,刘寄奴 10 g,透骨草 30 g,煅自然铜 10 g(先煎),寻骨风 10 g,牛膝 20 g。

功效：补肝肾,强筋骨,化瘀通络,止痛。

主治：腰部酸、麻、胀痛,腰部一侧或两侧剧烈痛,下肢放射疼痛,腰椎病,风湿病,骨关节疾病等。

用法：每日 1 剂,煎取 300 mL,每日 3 次,每次 100 mL。

方解：方中独活、桑寄生、秦艽、盐杜仲、威灵仙、乌梢蛇、炒续断、骨碎补,补肝肾、强筋骨、通络祛痹；制川乌止痛除痹；刘寄奴破瘀、利腰脊；透骨草、煅自然铜、寻骨风续筋骨、止痛；牛膝补肝肾、利腰膝。诸药合用,补肝肾、强筋骨、化瘀通络、止痛。

【验案一】

患者,女,63 岁,汉族,农民,因"腰痛 5 年,左下肢疼痛加重 20 天"于 2017 年 8 月 2 日就诊。

初诊：患者腰痛 5 年,20 天前加重,表现为腰部胀痛、刺痛,并伴左臀部及左下肢牵扯痛,久行、久坐、久立后疼痛加重,自行购买药物(具体不详)口服治疗,效果不佳。于 2017 年 7 月 20 日就诊于某医院,行腰椎间盘 CT 检查：①第 3 腰椎至第 5 腰椎、第 5 腰椎至第 1 骶椎椎间盘突出；②腰椎退行性变。明确诊断为"腰椎间盘突出症"。于当地卫生院行输液、针灸、刮痧、拔罐等治疗,具体情况不详,效果不佳,今为系统治疗就诊。症见：腰部胀痛、刺痛,左侧臀部及左下肢牵扯痛,久行、久坐、久立后疼痛加重,时感麻木,腰部活动不受限,行走稍跛行,精神、饮食、睡眠尚可,二便正常。既往有"高血压病"病史。体格检查：体温 36.3 ℃,脉搏 87 次/分,呼吸 20 次/分,血压 154/85 mmHg。神清,体型中等。心、肺、腹未见明显异常。双下肢无浮肿。生理反射存在,病理征未引出。舌淡苔黄,舌尖有瘀点,脉弦。行辅助检查,随机末梢血糖:6.6 mmol/L;心电图:正常;血常规、尿液自动分析+尿沉渣镜检未见异常;肝功能、肾功能、血脂、葡萄糖、电解质未见异常。

中医诊断:腰痛(肝肾两虚,瘀血阻滞)。

西医诊断:①腰椎间盘突出症;②高血压病3级。

治法:补肝肾,活血化瘀,通络止痛。

处方:独活止痛汤加减。独活20 g,桑寄生15 g,秦艽15 g,盐杜仲15 g,威灵仙20 g,炒续断15 g,制川乌6 g(先煎),骨碎补10 g,乌梢蛇20 g,刘寄奴10 g,透骨草30 g,煅自然铜10 g(先煎),寻骨风10 g,牛膝15 g。3剂,每日1剂,煎取300 mL,每日3次,每次100 mL。

二诊(2017年8月5日):患者腰部胀痛、无刺痛,左侧臀部及左下肢牵扯痛减轻,时感麻木,腰部活动不受限,行走稍跛行,饮食、睡眠尚可,二便正常。舌淡苔黄,舌尖有瘀点,脉弦。在初诊方基础上加地龙10 g、伸筋草15 g、川芎12 g,以加强活血之效。3剂,每日1剂,煎取300 mL,每日3次,每次100 mL。

三诊(2017年8月9日):患者腰部无胀痛、无刺痛,无左侧臀部及左下肢牵扯痛,时感麻木,腰部活动不受限,饮食、睡眠尚可,二便正常。舌淡苔黄,脉弦。在二诊方基础上加炒薏苡仁30 g。3剂,每日1剂,煎取300 mL,每日3次,每次100 mL。

四诊(2017年8月12日):患者无腰部疼痛,无左侧臀部及左下肢牵扯痛,无麻木感。嘱其停止服药,随诊。

【验案二】

患者,女,45岁,汉族,农民,因"腰部、右臀部及右下肢疼痛2⁺月"于2016年11月11日就诊。

初诊:患者2⁺月前因长期劳累后出现腰痛,活动时疼痛明显,右下肢后侧呈阵发性胀痛、刺痛、有麻木感,今为系统治疗就诊。症见:腰痛,活动时疼痛明显,右臀部及右下肢后侧呈阵发性胀痛、刺痛、有麻木感,双侧膝关节疼痛,右肘关节疼痛,头闷痛,无头昏及视物旋转,时有下腹部疼痛,饮食、睡眠可,二便正常。体格检查:体温36.1 ℃,脉搏76次/分,呼吸20次/分,血压115/70 mmHg。神清,心、肺、腹未见明显异常。双下肢无水肿。四肢肌力、肌张力正常。生理反射存在,病理征未引出。舌红苔黄,舌上有瘀点,脉涩。行辅助检查,随机末梢血糖:5.3 mmol/L;心电图:正常;腰椎间盘CT:第3腰椎至第5腰椎、第5腰椎至第1骶椎椎间盘向后突出,腰椎退行性变;阴道B超:左侧附件区囊性改变,盆腔积液。

中医诊断:腰痛(痰瘀阻滞)。

西医诊断:①腰椎间盘突出症;②骨性膝关节炎;③盆腔积液。

治法:补肝肾,活血化瘀,通络止痛。

处方:独活止痛汤。独活20 g,桑寄生15 g,秦艽15 g,盐杜仲15 g,威灵仙15 g,炒续断

15 g,制川乌 6 g(先煎),骨碎补 15 g,乌梢蛇 20 g,刘寄奴 10 g,透骨草 30 g,煅自然铜 10 g(先煎),寻骨风 10 g,牛膝 20 g。5 剂,每日 1 剂,煎取 300 mL,每日 3 次,每次 100 mL。

二诊(2016 年 11 月 16 日):患者腰痛减轻,活动时仍感疼痛,右下肢后侧刺痛、胀痛、麻木感减轻,双侧膝关节疼痛减轻,二便正常。体格检查:生命体征平稳,心、肺、腹未见明显异常。舌暗淡苔薄,脉涩。结合患者目前症状及舌脉,在初诊方基础上加延胡索 15 g、白芷 30 g,以加强通络之效。5 剂,每日 1 剂,煎取 300 mL,每日 3 次,每次 100 mL。

三诊(2016 年 11 月 21 日):患者腰痛消失,活动时无疼痛,右下肢无疼痛,双侧膝关节疼痛减轻,饮食、睡眠可,二便正常。体格检查:生命体征平稳,心、肺、脾未见明显异常。在二诊方基础上减煅自然铜、刘寄奴,加五加皮 15 g、伸筋草 10 g、炒薏苡仁 30 g、锁阳 15 g。7 剂,每日 1 剂,煎取 300 mL,每日 3 次,每次 100 mL。

四诊(2016 年 12 月 28 日):患者腰痛消失,无膝关节疼痛,饮食、睡眠可,二便正常。体格检查:生命体征平稳,心、肺、腹未见明显异常,舌暗淡苔薄,脉涩。考虑患者症状消失,在三诊方基础上减制川乌。5 剂,每日 1 剂,煎取 300 mL,每日 3 次,每次 100 mL。

五诊(2017 年 2 月 3 日):患者已停止服药 2 个月,无腰痛,无膝关节疼痛,饮食、睡眠可,二便正常。体格检查:生命体征平稳,心、肺、腹未见明显异常。行辅助检查,血常规和肝功能、肾功能正常。余无不适。已愈。

【验案三】

患者,女,72 岁,汉族,农民,因"腰痛半个月,加重 1 周"于 2016 年 5 月 2 日就诊。

初诊:患者半个月前劳累后出现腰痛,呈间断性胀痛,以右侧腰部为甚,弯腰、翻身、起床及久站后疼痛明显,腰部活动轻度受限,无双下肢麻木疼痛,无行走跛行,患者曾行腰椎间盘 CT 检查:第 3 腰椎至第 5 腰椎椎间盘突出,以第 4 腰椎至第 5 腰椎明显,相应椎管局部狭窄;腰椎退行性变,部分椎体变扁,建议行 MRI 检查。诊断为"腰椎间盘突出症",予口服药物(具体不详)治疗,症状未见明显好转。1 周前无明显诱因症状加重,自服药物(具体不详)后症状无减轻,今为进一步治疗就诊。症见:腰部呈间断性胀痛,以右侧腰部为甚,弯腰、翻身、起床及久站后疼痛明显,腰部活动轻度受限,无双下肢麻木疼痛,无行走跛行,偶有头昏、头痛,无心慌、胸闷,饮食可,睡眠较差,小便正常,大便稀溏。体格检查:体温 36.7 ℃,脉搏 56 次/分,呼吸 18 次/分,血压 120/80 mmHg。神清,心、肺、腹未见明显异常。双下肢无浮肿。腰部肌肉有僵硬感,腰部两侧夹脊穴及右侧腰部轻压痛,4 字试验右侧弱阳性。四肢肌力、肌张力正常。生理反射存在,病理征未引出。舌淡暗苔黄,有瘀点,脉弦。行辅助检查,心电图:窦性心动过缓;血常规未见明显异常;肝功能、肾功能正常。

中医诊断:腰痛(肝肾两虚,痰瘀互结)。

西医诊断:腰椎间盘突出症。

治法:补肝肾,活血化瘀,通络止痛。

处方:独活止痛汤加减。独活20 g,桑寄生15 g,秦艽15 g,盐杜仲15 g,威灵仙30 g,炒续断15 g,制川乌6 g(先煎),骨碎补10 g,乌梢蛇15 g,刘寄奴10 g,锁阳10 g,透骨草30 g,煅自然铜10 g(先煎),寻骨风10 g,牛膝20 g。3剂,每日1剂,煎取300 mL,每日3次,每次100 mL。

二诊(2016年5月4日):患者病情稍有缓解,考虑治疗效果欠佳,故在初诊方基础上加血竭3 g(兑服)。5剂,每日1剂,煎取300 mL,每日3次,每次100 mL。

三诊(2016年5月9日):患者腰部胀痛减轻,仍以右侧腰部为甚,弯腰、翻身、起床及久站后疼痛明显,牵扯致右侧胁肋下疼痛,腰部活动轻度受限,无双下肢麻木疼痛,无行走跛行。舌红苔黄腻,脉弦。体格检查:生命体征平稳,心、肺、腹未见明显异常。考虑患者病情有所改善,结合目前症状及舌脉特征,在二诊方基础上加仙茅6 g、巴戟天18 g,以加强补肝肾、强筋骨之效。4剂,每日1剂,煎取300 mL,每日3次,每次100 mL。

四诊(2016年5月14日):患者腰部无明显胀痛,右侧胁肋下轻微牵扯痛,腰部活动不受限,无双下肢麻木疼痛。舌暗淡苔薄黄,脉弦。体格检查:生命体征平稳,心、肺、腹未见明显异常。嘱其暂停服药,卧硬床。

五诊(2016年5月30日):复诊,患者已愈。

【按语】

独活止痛汤适用于腰椎间盘纤维环发生破裂,髓核突出,压迫神经根、血管引起的疼痛,具有补肝肾、益精髓、强筋骨、益肝肾的作用,浊、湿、瘀、结诸邪得以祛除,促进神经恢复韧性,使骨骼恢复营养状态,突起之髓核逐步回位,从而缓解病变的压迫的神经根,气行血行,局部新陈代谢得以恢复。方中透骨草、寻骨风,煅自然铜可代虎骨用。本方治疗腰痛疗效显著,但辛燥之气过重,勿使用过量。制川乌、煅自然铜有毒,中病即止,肝肾功能不全者,慎用。

尿 血

尿血是小便中混有血液或纯血尿的一种病症。随出血量的不同,小便可呈淡红色、鲜红色或酱油色等。

尿血主要是由于下焦湿热蕴结,或阴虚火旺,而致肾及膀胱脉络受损,血溢脉外,随尿而出。此外,脾肾气虚,血失统摄而下渗者亦有之。

方名:祛瘀止血汤。

方药:粉草薢30 g,乌药10 g,炒枳壳20 g,白花蛇舌草30 g,山慈菇10 g,半枝莲15 g,醋三棱10 g,醋莪术10 g,马鞭草10 g,野葡萄根15 g,车前子20 g(包煎),车前草20 g。

功效:软坚化积,清热利湿,活血止血。

主治:尿频,尿急,尿血,尿痛,小腹痛,胞内肿块,膀胱癌、宫颈癌手术放疗、化疗后尿血等。

用法:每日1剂,冷水煎取300 mL,每日服3次,每次服100 mL。

方解:粉草薢味苦,性平,归肾、胃经,利湿去浊。乌药顺气、开郁、散寒、止痛,《开宝本草》谓"味辛,温,无毒",《本草从新》谓"上入脾肺,下通膀胱与肾"。炒枳壳破气、行痰、消积。白花蛇舌草味甘、苦,性寒,归心、脾、肝、大肠经,无毒,清热解毒、利湿。山慈菇味辛能散,性寒能清热,故有清热解毒、消痈散结的功效。半枝莲清热、解毒、散瘀、止血、利尿消肿、止痛。醋三棱、醋莪术软坚散结。野葡萄根归肝、肾经,清热解毒、行气、活血、消积。《生草药性备要》中记载马鞭草:活血通经,能去脓毒,洗痔疮毒,退上部火,理跌打。车前子、车前草清热利尿。诸药合用,共达清热利湿、软坚化积、活血止血之效。

【验案一】

患者,男,73岁,汉族,因"小腹痛伴尿频、尿急、尿血3个月,加重2周"于2017年9月3日就诊。

初诊:3个月前患者出现小腹痛,伴有尿频、尿急、尿血,在某医院以"膀胱癌"住院治疗,行局部切除术后化学药物治疗(化疗)、放射治疗(放疗)4个疗程,肉眼可见小便出血,使用"止血芳酸""立止血"治疗,无效。2周前无明显诱因上述症状加重,且尿血次数较频,活动后感心慌、乏力,曾于院外输液治疗,症状无明显好转。今为进一步治疗就诊。症见:神清、神萎,小腹痛,伴尿频、尿急、尿血,活动后有轻微心慌、乏力症状,精神、饮食、睡眠较差,大便正常。体格检查:体温36.5 ℃,脉搏81次/分,呼吸21次/分,血压130/65 mmHg。体格检查合作。心、肺未见明显异常。腹平软,下腹部轻压痛,无反跳痛及肌紧张。肢体协调性稍差,四肢肌力、肌张力正常。生理反射存在,病理征未引出。舌红苔黄腻,脉弦。行辅助检查,尿常规:红细胞(+++),尿蛋白(++),白细胞(++)。

中医诊断:尿血(下焦湿热)。

西医诊断:放疗、化疗性膀胱损伤。

治法:软坚化积,清热利湿,活血止血。

处方:祛瘀止血汤。粉萆薢30 g,乌药10 g,炒枳壳20 g,白花蛇舌草30 g,山慈菇10 g,半枝莲15 g,醋三棱10 g,醋莪术10 g,马鞭草10 g,野葡萄根15 g,车前草20 g,车前子20 g(包煎)。7剂,每日1剂,煎取300 mL,每日3次,每次100 mL。

二诊(2017年9月11日):患者诉无小腹痛,仍有尿频、尿急症状,尿血次数较前减少,大便正常,舌红苔黄腻,脉弦。行辅助检查,尿常规:红细胞(++),尿蛋白(+),白细胞(++)。考虑治疗有效,在初诊方基础上加蒲公英30 g、仙鹤草30 g。7剂,每日1剂,煎取300 mL,每日3次,每次100 mL。

三诊(2017年9月18日):患者诉尿频、尿急症状减轻,肉眼未见血尿,精神、饮食稍改善,睡眠仍差。舌红苔黄腻,脉弦。行辅助检查,尿常规:红细胞(+),尿蛋白(-),白细胞(++)。考虑目前患者尿血症状改善,但睡眠差,调整用药如下:粉萆薢20 g,乌药10 g,炒枳壳15 g,白花蛇舌草15 g,山慈菇10 g,半枝莲15 g,醋三棱10 g,醋莪术10 g,马鞭草10 g,野葡萄根15 g,琥珀9 g,茯神30 g,车前草20 g,车前子20 g(包煎)。3剂,每日1剂,煎取300 mL,每日3次,每次100 mL。

四诊(2017年9月21日):患者精神可,饮食、睡眠均佳,已无小腹疼痛、尿频及尿血等,大便正常。舌红苔黄腻,脉弦。行辅助检查,尿常规:红细胞(-),尿蛋白(+),白细胞(-)。调整用药如下:粉萆薢15 g,乌药10 g,炒枳壳15 g,白花蛇舌草30 g,山慈菇10 g,半枝莲15 g,茯苓30 g,仙鹤草30 g,车前草15 g。7剂,每日1剂,煎取300 mL,每日3次,每次100 mL。

五诊(2017年11月13日):患者已停服中药近2个月,今再次复查,未诉特殊不适,尿常规:红细胞(-),尿蛋白(-),白细胞(-)。嘱其停止服药,随诊。

【验案二】

患者,女,64岁,汉族,因"尿频、尿急、尿痛、尿血6个月"于2009年5月12日就诊。

初诊:2年前患者无明显诱因出现尿频、尿急、尿痛症状,无畏寒发热,无心慌胸闷等,自行服用抗炎药物(具体不详)治疗,症状无明显好转,遂就诊于某医院,行泌尿系超声检查,诊断为"膀胱癌"。后住院手术治疗,放疗、化疗5次,身体乏力,尿血、尿频、尿急,症状无减轻。今为进一步治疗就诊。症见:神清、神萎、尿频、尿急、尿痛,伴镜下血尿,精神、饮食、睡眠可,大便正常。体格检查:体温36.8 ℃,脉搏73次/分,呼吸21次/分,血压121/65 mmHg。心、肺、腹未见明显异常。四肢肌力、肌张力正常。生理反射存在,病理征未引出。舌红苔黄腻,脉弦数。行辅助检查,尿常规:红细胞(++++),尿蛋白(+++),白细胞(++)。

中医诊断:尿血(膀胱湿热)。

西医诊断:膀胱癌手术放疗、化疗后遗症。

治法:益气健脾,清热化湿,止血。

处方:祛瘀止血汤加减。粉草薢30 g,乌药10 g,紫花地丁30 g,白花蛇舌草30 g,山慈菇10 g,半枝莲15 g,仙鹤草30 g,白茅根30 g,蒲公英20 g,黄芪30 g,车前草20 g,车前子20 g(包煎)。7剂,每日1剂,煎取300 mL,每日3次,每次100 mL。

二诊(2009年5月19日):患者尿频、尿急、尿痛、尿血症状有所缓解,一般情况可,大便正常。舌红苔黄腻,脉弦数。行辅助检查,尿常规:红细胞(++),尿蛋白(-),白细胞(+)。考虑治疗有效,在初诊方基础上减白茅根,加紫草15 g。7剂,每日1剂,煎取300 mL,每日3次,每次100 mL。

三诊(2018年5月26日):患者尿急症状较前减轻,偶感尿痛不适,无明显尿频症状,精神、饮食、睡眠可,大便正常。行辅助检查,尿常规:红细胞(+),尿蛋白(-),白细胞(+)。患者目前自觉症状减轻,复查尿常规较前亦有好转,治疗方药调整如下:粉草薢15 g,乌药10 g,紫花地丁15 g,山慈菇10 g,茯苓30 g,仙鹤草30 g,紫草15 g,蒲公英20 g,黄芪30 g,车前草20 g,车前子20 g(包煎)。7剂,每日1剂,煎取300 mL,每日3次,每次100 mL。

四诊(2018年6月3日):患者诉无尿血、尿频、尿急及尿痛,无畏寒发热,无腹痛、腹胀等,二便正常。体格检查:生命体征正常,心、肺、腹未见明显异常。行辅助检查,尿常规:红细胞、尿蛋白、白细胞均阴性。考虑患者目前治疗效果好,调整用药如下:黄芪15 g,茯苓30 g,仙鹤草30 g,山慈菇10 g,蒲公英20 g,车前草20 g。7剂,每日1剂,煎取300 mL,每日3次,每次100 mL。

五诊(2018年8月13日):患者停止服药2月余,无尿血、尿频、尿急及尿痛,无畏寒发热,无腹痛、腹胀等,二便正常。建议随诊。

【验案三】

患者,女,83岁,汉族,因"尿频、尿急、尿血半个月"于2016年12月6日就诊。

初诊:半个月前患者出现尿频、尿急症状,开始时未引起重视,随后出现尿血,伴有轻微下腹痛,在某院行相关检查后以"宫颈癌"住院治疗,行宫颈全切术后并化疗、放疗,出现尿血。今为中医治疗就诊。症见:神清、神萎、尿频、尿急、尿血,精神欠佳,饮食尚可,睡眠较差,大便正常。体格检查:体温36.3 ℃,脉搏75次/分,呼吸20次/分,血压115/62 mmHg。反应力正常,定向力正常,理解能力正常,计算力正常,瞳孔等大、等圆,对光反射良好,心、肺未见明显异常。腹平软,下腹部深压不适,无反跳痛及肌紧张。双下肢不肿。四肢肌力、肌张力正常。生理反射存在,病理征未引出。舌红苔薄白,脉弦。行辅助检查,胸部X线检查:双肺未见明显活动性病变;心电图:正常;肝功能、血脂、血糖、肾功能及电解质正常;血常规:红细胞平均体积75.00 FL、平均红细胞血红蛋白量22.50 PG、平均红细胞血红蛋白浓度301.00 g/L、红细胞体积分布宽度18.90%、血细胞比容0.30、淋巴细胞绝对值$1.20×10^9$/L、血红蛋白89.00 g/L、血小板计数$332.00×10^9$/L、血小板体积分布宽度12.90%;尿液自动分析+尿沉渣镜检:胆红素(+)、蛋白质(±)、隐血(+++)。

中医诊断:尿血(湿热下注、脾肾气虚)。

西医诊断:宫颈癌手术放疗、化疗后遗症。

治法:益气止血,清热利湿。

处方:祛瘀止血汤加减。粉草薢15 g,乌药10 g,炒枳壳10 g,白花蛇舌草15 g,山慈菇10 g,半枝莲10 g,黄芪20 g,野葡萄根15 g,仙鹤草30 g,侧柏叶30 g,醋三棱10 g,醋莪术10 g,车前子20 g(包煎),车前草20 g。7剂,每日1剂,煎取300 mL,每日3次,每次100 mL。

二诊(2016年12月13日):患者尿频、尿急症状减轻,每日尿血2~3次,精神好转,睡眠改善,大便正常。舌红苔薄白,脉弦。体格检查无特殊体征。尿常规:蛋白质(-),隐血(++)。血常规:血红蛋白102 g/L。考虑治疗有效,在初诊方基础上减醋三棱、醋莪术,加益智仁20 g。7剂,每日1剂,煎取300 mL,每日3次,每次100 mL。

三诊(2016年12月20日):患者尿频、尿急症状已消失,偶见尿血,无小腹疼痛,进食后感胃脘部饱胀不适,无恶心呕吐,无反酸嗳气等,其他情况与之前同。生命体征正常,心、肺、腹未见明显异常。考虑患者尿血等症状减轻,进食后出现胃脘部饱胀感,故在二诊方基础上调整用药如下:黄芪15 g,茯苓15 g,山慈菇10 g,血余炭15 g,白术10 g,仙鹤草20 g,侧柏叶20 g,白茅根20 g,蒲公英20 g,败酱草20 g,车前草30。5剂,每日1剂,煎取300 mL,每日3次,每次100 mL。

四诊(2016年12月25日):患者已无尿血,尿频、尿急及尿痛症状消失,进食后胃脘部饱胀感明显减轻,精神、饮食、睡眠可,大便正常。舌红苔薄白,脉弦。尿常规:隐血阴性。考虑患者目前症状明显减轻,故嘱其继续服三诊方10剂后停药,随诊。

【验案四】

患者,女,58岁,汉族,农民,因"宫颈癌手术放疗、化疗后血尿1年,加重1个月"于2017年5月15日就诊。

初诊：1年前患者因"宫颈癌"手术放疗、化疗后出现尿血,当时无尿频、尿急及尿痛,半年前患者时有尿血、尿频、尿急症状,小便时感下腹部胀痛不适,曾服中药(不详)治疗,自觉效果不佳,其尿血、尿频、尿痛症状反复出现。1个月前自觉尿血症状较前加重,院外服用药物(具体不详)治疗后效果不佳。今为系统治疗就诊。症见:神清,肢体乏力,易疲倦,饮食尚可,睡眠较差,腰痛,尿血、尿频、尿急,大便正常。体格检查:体温36.7℃,脉搏62次/分,呼吸20次/分,血压126/74 mmHg。反应力正常,定向力正常,理解能力正常,计算力正常,瞳孔等大、等圆,对光反射良好,心、肺、腹未见明显异常。双肾区叩击痛。双下肢不肿。四肢肌力、肌张力正常。生理反射存在,病理征未引出。舌红苔薄黄,脉弦。行辅助检查,尿液自动分析+尿沉渣镜检:尿蛋白(+)、隐血(+++);肾功能、电解质、血常规正常。

中医诊断：尿血(湿热下注,脾肾气虚证)。

西医诊断：宫颈癌手术放疗、化疗后遗症。

治法：益气止血,清热利尿,通淋。

处方：祛瘀止血汤加减。粉萆薢20 g,乌药10 g,醋三棱10 g,醋莪术10 g,山慈菇10 g,仙鹤草30 g,白茅根30 g,蒲公英20 g,黄芪30 g,车前草20 g,车前子20 g(包煎)。7剂,每日1剂,煎取300 mL,每日3次,每次100 mL。

二诊(2017年5月22日)：患者精神、睡眠欠佳,无畏寒发热,无心慌胸闷,腰痛缓解,饮食尚可,尿血、尿频、尿急稍有改善,大便正常。行辅助检查,尿常规:蛋白质(+)、隐血(++)。根据患者病情,以益气健脾、凉血止血、清热利湿为法,在初诊方基础上减醋三棱、醋莪术,加茯苓20 g、白术15 g、侧柏叶30 g、紫草15 g。7剂,每日1剂,煎取300 mL,每日3次,每次100 mL。

三诊(2017年5月29日)：患者仍时有尿血、尿频、尿急,感腰痛及下腹部胀痛有所减轻,精神状态及睡眠情况较前改善,体格检查:生命体征正常,心、肺、腹未见明显异常。双肾区叩击痛减轻。双下肢不肿。考虑患者症状好转,继续予二诊方4剂内服,每日1剂,煎取300 mL,每日3次,每次100 mL。

四诊(2017年6月2日)：患者腰痛症状明显减轻,已无下腹部胀痛,偶有尿血、尿频、尿急,肢体乏力缓解,无畏寒发热,无心慌胸闷等,一般情况可。体格检查:无特殊体征。行辅助检查,尿常规:蛋白质(-)、隐血(++)。考虑患者症状减轻,继续服三诊方7剂,每日1剂,煎取300 mL,每日3次,每次100 mL。

五诊(2017年6月9日)：患者精神、饮食、睡眠可,无尿血、尿频、尿急,二便正常。体格检查:生命体征正常,心、肺、腹未见明显异常。双肾区无明显叩击痛。行辅助检查,尿常规:尿蛋白、隐血均阴性。考虑患者病情减轻,临床症状基本消失,尿常规无隐血,调整方药如下:黄芪15 g,茯苓15 g,山慈菇6 g,白术10 g,仙鹤草20 g,蒲公英20 g,西洋参6 g,车前草30 g。10剂,每日1剂,煎取300 mL,每日3次,每次100 mL。

六诊(2017年8月5日)：患者停止服药月余,未见异常,建议随诊。

【按语】

祛瘀止血汤适用于子宫癌、膀胱癌经放疗、化疗后,损伤肝肾及膀胱,正气本虚,久病留瘀之证,正如《血证论》:"故以去瘀为治血要法",祛瘀生新。本方耗伤正气,中病即止,勿使过量;佐以益气、益阴、健脾化浊、抗肿瘤、解毒等药。临床上尿血的病因复杂,必须审证求因,精准配伍,方可取得良效。

臌 胀

臌胀是指腹部胀大如鼓的一类疾病,临床以腹大胀满、绷急如鼓、皮色苍黄、脉络显露为特征,病因比较复杂,有酒食不节、情志刺激、虫毒感染、病后继发4个方面。形成臌胀的机理主要在于肝、脾、肾受损,气滞血结,水停腹中。臌胀的临床表现类似西医学所指的肝硬化腹水,包括病毒性肝炎、营养不良等多种原因导致的肝硬化腹水,以及其他疾病出现的腹水,如结核性腹膜炎、腹腔内晚期恶性肿瘤、肾病综合征等。

方名一:鳖甲软肝汤。

方药:醋鳖甲30 g(包煎),炒白术10 g,仙鹤草30 g,猪苓20 g,茯苓30 g,藤梨根20 g,麸炒枳壳20 g,炒鸡内金20 g,蒲公英30 g,车前草20 g,盐车前子20 g(包煎)。

功效:软坚散积,逐瘀利水。

主治:全身乏力,食欲减退,腹胀,肝、脾轻度大,黄疸,肝掌,下肢水肿,腹泻,腹水,胸腔积液等。

用法:每日1剂,煎取300 mL,每日3次,每次100 mL。

方解:鳖甲味咸,性平,无毒,醋炙用之,具有软坚散结、滋阴潜阳等功效,善攻坚,又不损气。炒白术、茯苓、炒鸡内金健脾利湿。麸炒枳壳宽胸行滞。仙鹤草入肺、肝经,能收敛止血,因其药性平和,大凡出血病证,无论寒热虚实,皆可应用。猪苓味甘、淡,性平,归肾、膀胱经,具有利水渗湿的作用。现代药理研究证明:猪苓有较强的利尿作用,能促进钠、氯、钾的排出,其作用机理为抑制肾小管对电解质及水的重吸收;有保肝作用;有提高免疫力作用;有抗肿瘤作用;能减轻化疗引起的不良反应;有抗辐射、抗诱变作用。藤梨根具有清热解毒、祛风除湿、利尿止血、解毒消肿、止血等功效。蒲公英清热解毒、消肿。车前草、盐车前子,清热、软坚散积,逐瘀利水,对肝硬化及肝硬化腹水具有较好疗效。诸药合用,逐水消肿,防止胃底静脉曲张出血,增强人体免疫力,祛瘀新生,抑制结缔组织增生,软化肝脾。

【验案一】

患者,女,43岁,职工,因"反复腹部胀大疼痛5年,再发1周"于2016年9月15日就诊。

初诊:患者5年前无明显诱因出现腹部胀大,满闷不适,时有恶心欲吐,纳差乏力,口干口苦,尿少,腹部疼痛,无呕血、黑便,于上海市某医院检查,明确诊断为"混合性肝硬化",住院治疗后好转出院。1个月前再次因腹部胀大疼痛就诊于某医院治疗,明确诊断为"失代偿性肝硬化、电解质紊乱、脾功能亢进",住院治疗后好转出院。1周前腹部胀大疼痛症状再发,院外自服药物(具体不详)治疗,效果差。今为中医诊治就诊。症见:腹部胀大,满闷不适,时有恶心欲吐,纳差乏力,口干苦,精神差,双下肢水肿,尿少,大便色黑。舌红苔黄腻,脉弦。体格检查:体温36.4 ℃,脉搏87次/分,呼吸22次/分,血压143/98 mmHg。体型中等,全身皮肤黏膜无黄染,上腹见一纵行手术瘢痕,腹膨隆,剑突下压痛,右上腹压痛,无反跳痛及肌紧张,肝脾肋下未扪及,肝区轻叩击痛,墨菲征可疑,移动性浊音阳性。行辅助检查,上腹部CT:肝硬化、脾大、腹水、门静脉高压并侧支循环形成。胃镜:①食管-胃底静脉曲张(重度);②门静脉高压性胃病。随机末梢血糖:4.9 mmol/L。血常规:血红蛋白82 g/L,血小板计数58×10^9/L,白细胞计数3.8×10^9/L。肝功能:直接胆红素69 μmol/L,间接胆红素46 μmol/L,谷丙转氨酶106 U/L,谷草转氨酶127 U/L,白蛋白26 g/L。

中医诊断:臌胀(痰瘀互结,水湿停聚)。

西医诊断:①失代偿性肝硬化;②食管-胃底静脉曲张;③门静脉高压性胃病;④低蛋白血症;⑤中度贫血。

治法:软坚化积,利水消肿。

处方:鳖甲软肝汤。醋鳖甲30 g(包煎),炒白术10 g,仙鹤草30 g,猪苓20 g,茯苓30 g,藤梨根20 g,麸炒枳壳20 g,炒鸡内金20 g,蒲公英30 g,车前草20 g,盐车前子20 g(包煎)。7剂,每日1剂,煎取300 mL,每次100 mL,每日3次。

二诊(2016年9月22日):患者腹胀较前缓解,时感恶心欲吐,纳差乏力,精神欠佳,尿少,大便色黑。体格检查:腹膨隆,剑突下及右上腹稍压痛,无反跳痛及肌紧张,肝脾肋下未扪及,肝区轻叩击痛,墨菲征可疑,移动性浊音阳性。患者病情较前缓解。舌红苔黄腻,脉弦弱。考虑目前治疗有效,在初诊方基础上加党参30 g。30剂,每日1剂,煎取300 mL,每日3次,每次100 mL。

三诊(2016年10月23日):患者腹胀较前明显好转,精神、饮食、睡眠可,二便正常。体格检查:腹水症状较前减轻。患者病情较前好转。舌红苔黄腻,脉弦。考虑目前治疗有效,继续服二诊方30剂,每日1剂,煎取300 mL,每日3次,每次100 mL。

四诊(2016年11月24日):患者自觉仍有腹胀,但其症状较前明显改善,无腹痛,精神好,饮食可,无口干苦,尿量多,大便正常。舌红苔黄,脉弦。行辅助检查,上腹部CT:肝硬化、脾大、腹水、门静脉高压并侧支循环形成。随机末梢血糖:5.2 mmol/L。血常规:血红蛋白89 g/L,血小板计数61×10^9/L,白细胞计数4.1×10^9/L。肝功能:直接胆红素52 μmol/L,间接胆红素31 μmol/L,谷丙转氨酶58 U/L,谷草转氨酶47 U/L,白蛋白28 g/L。结合患者舌苔、脉象,在二诊方基础上加商陆6 g、丹参10 g。30剂,每日1剂,煎取300 mL,每日3次,每次100 mL。

五诊(2016年12月25日):患者已无明显腹部胀满不适,饮食可,大便黄软,稍觉口干苦。舌淡红苔薄黄,脉微弦。腹部CT:腹部未见腹水。血常规:血红蛋白101 g/L,血小板计数78×10^9/L,白细胞计数4.1×10^9/L。肝功能:白蛋白30 g/L。调整用药如下:醋鳖甲30 g

（包煎）、炒白术15 g,仙鹤草30 g,茯苓30 g,藤梨根15 g,麸炒枳壳20 g,炒鸡内金20 g,蒲公英30 g,猪苓30 g,车前草20 g,盐车前子20 g(包煎)。30剂,每日1剂,煎取300 mL,每次100 mL,每日3次。

六诊(2017年1月24日):患者无腹胀,一般情况正常。舌红苔黄,脉弦。行辅助检查,随机末梢血糖:6.4 mmol/L。血常规:血红蛋白107 g/L,血小板计数79×10^9/L,白细胞计数4.2×10^9/L。肝功能:白蛋白31 g/L。结合患者舌苔、脉象,在五诊方基础上加商陆6 g、猪苓15 g。30剂,每日1剂,煎取300 mL,每日3次,每次100 mL。

七诊(2017年2月23日):患者偶有饮食不佳,未感腹部不适,精神好,无口干苦,二便正常。舌淡红苔黄,脉弦。结合患者舌苔、脉象,继续服六诊方30剂,每日1剂,煎取300 mL,每次100 mL,每日3次。

八诊(2017年3月25日):患者无腹胀,饮食可,精神佳,二便正常。体格检查:腹部软,无静脉曲张,剑突下及右上腹无压痛,无反跳痛及肌紧张,肝脾肋下未扪及,肝区轻叩击痛,墨菲征阴性,移动性浊音阴性。舌淡红苔黄,脉弦。行辅助检查,上腹部CT:肝硬化征象、脾稍大。随机末梢血糖:5.9 mmol/L。血常规:血红蛋白108 g/L,血小板计数89×10^9/L,白细胞计数5.1×10^9/L。肝功能:白蛋白32 g/L。调整用药如下:醋鳖甲30 g(包煎)、炒白术15 g,仙鹤草30 g,茯苓30 g,藤梨根15 g,麸炒枳壳20 g,炒鸡内金20 g,蒲公英30 g,猪苓15 g,车前草20 g,盐车前子20 g(包煎)。30剂,每日1剂,煎取300 mL,每日3次,每次100 mL。

九诊(2017年6月15日):患者停药月余,无全身不适,已治愈,建议随诊。

【验案二】

患者,男,48岁,农民,因"腹部胀大3年,再发5天"于2016年10月12日就诊。

初诊:患者3年前无明显诱因出现腹部胀大,满闷不适,时有恶心欲吐,饮食差,全身乏力,尿量减少,腹部隐痛不适,无呕血黑便,于某医院检查,明确诊断"乙型肝炎后失代偿性肝硬化",伴有腹水、门静脉高压、脾功能亢进、胆囊炎,住院治疗后好转出院。5天前腹胀再发,今为中医治疗就诊。症见:腹部胀大,满闷不适,时有恶心欲吐,饮食差,全身乏力,精神差,尿量减少,大便色黑。舌红苔黄厚腻,脉弦。体格检查:体温36.7 ℃,脉搏74次/分,呼吸20次/分,血压137/90 mmHg。肝病面容,腹膨隆,腹壁见曲张静脉,剑突下压痛,右上腹压痛,无反跳痛及肌紧张,肝脾肋下未扪及,肝区轻叩痛,墨菲征可疑,移动性浊音阳性。行辅助检查,上腹部CT:肝硬化、脾大、腹水、门静脉高压、胆囊结石并胆囊炎。血常规:血红蛋白86 g/L,血小板计数78×10^9/L,白细胞计数3.6×10^9/L。肝功能:谷丙转氨酶32 U/L,谷草转氨酶56 U/L,总胆红素761 μmol/L,γ-谷氨酰转移酶220 U/L,碱性磷酸酶153 U/L,血氨437 μmol/L,白蛋白34 g/L。乙肝五项:乙肝表面抗原阳性、乙肝e抗原阳性、乙肝核心抗体阳性。HBV-DNA(乙型肝炎病毒脱氧核糖核酸)3.6×10^{7}IU/mL。凝血酶原活动度55%。

中医诊断:臌胀(痰瘀互结)。

西医诊断:①乙型肝炎后失代偿性肝硬化(腹水、脾功能亢进、侧支循环建立);②低蛋白血症;③中度贫血;④胆囊结石并胆囊炎。

治法:软坚化积,利水消肿。

处方:鳖甲软肝汤加减。醋鳖甲30 g(包煎)、炒白术10 g、仙鹤草30 g、醋商陆6 g、茯苓30 g、野葡萄根20 g、藤梨根20 g、麸炒枳壳20 g、炒鸡内金20 g、蒲公英30 g、车前草20 g、盐车前子20 g(包煎)、炒赤芍10 g、大腹皮10 g、槟榔10 g。20剂,每日1剂,煎取300 mL,每日3次,每次100 mL。

二诊(2016年11月4日):患者诉腹胀较前缓解,时感恶心欲吐,纳差乏力,精神欠佳,尿量少,服药后每日腹泻约3次。舌红苔黄厚腻,脉弦。体格检查:腹水较前减轻。患者病情较前缓解,考虑目前治疗有效,继续予初诊方30剂内服,每日1剂,煎取300 mL,每日3次,每次100 mL。

三诊(2016年12月5日):患者诉腹胀较前明显好转,饮食、睡眠可,精神稍差,小便较前增多,大便稀。舌红苔黄腻,脉弦。体格检查:腹水征阴性,腹壁曲张静脉减少。结合患者舌苔、脉象,调整用药如下:醋鳖甲30 g(包煎)、炒白术10 g、仙鹤草30 g、茯苓20 g、醋商陆6 g、藤梨根20 g、麸炒枳壳20 g、炒鸡内金20 g、板蓝根30 g、炒薏苡仁30 g、盐车前子20 g(包煎)、炒赤芍10 g、大腹皮10 g、槟榔10 g、茵陈15 g。30剂,每日1剂,煎取300 mL,每日3次,每次100 mL。

四诊(2017年1月8日):患者诉偶有腹胀,精神好,无腹痛,饮食可,无口干苦,二便正常。舌红苔黄,脉弦。结合患者舌苔、脉象,考虑湿热渐消,在三诊方基础上减槟榔、炒薏苡仁,加小蓟15 g。60剂,每日1剂,煎取300 mL,每日3次,每次100 mL。

五诊(2017年3月9日):患者诉无腹胀,饮食、睡眠、精神可,二便正常。体格检查:体型中等,无腹膨隆,腹壁无曲张静脉,剑突下无压痛,无反跳痛及肌紧张,肝脾肋下未扪及,肝区无叩击痛,墨菲征可疑,移动性浊音阴性。行辅助检查,上腹部CT:肝硬化征象,胆囊结石。血常规:血红蛋白101 g/L,血小板计数$87×10^9$/L,白细胞计数$4.2×10^9$/L。乙肝五项:乙肝表面抗原阳性、乙肝e抗原阳性、乙肝核心抗体阳性。HBV-DNA:$3.6×10^7$ IU/mL。调整用药如下:醋鳖甲30 g(包煎)、炒白术10 g、仙鹤草30 g、茯苓20 g、藤梨根20 g、麸炒枳壳20 g、炒鸡内金15 g、板蓝根30 g、醋商陆6 g、金银花15 g、车前草20 g。60剂,每日1剂,煎取300 mL,每日3次,每次100 mL。

六诊(2017年10月10日):患者随诊半年,自诉腹水未复发,饮食可,精神可,无呕血、黑便,无腹胀,无腹痛,无恶心欲吐。上腹部CT:肝脏密度稍低,脂肪肝。HBV-DNA:病毒载量明显降低,凝血酶原活动度80%。肝功能:谷丙转氨酶24 U/L,谷草转氨酶31 U/L,总胆红素114.5 μmol/L,γ-谷氨酰转移酶56 U/L,碱性磷酸酶45 U/L,血氨59 μmol/L。结合患者病情,嘱其继续服五诊方60剂,每日1剂,煎取300 mL,每日3次,每次100 mL。

七诊(2017年12月15日):患者复诊,精神可,无腹胀腹痛,无腹水,饮食可,无呕血、黑便,无恶心欲吐,每日大便约2次,小便正常。体格检查:无腹水。腹部无压痛及反跳痛。舌红苔黄,脉弦。建议停止服药,随诊。

【按语】

鳖甲软肝汤为治疗肝硬化腹水的常用方,方中野葡萄根、醋商陆、仙鹤草合用,具有治疗肝硬化及肝硬化腹水,逐水消肿,防止胃底静脉曲张出血,软化肝脏,恢复肝脏功能,增强人体免疫力,协调肝的疏泄、脾主运化、柔顺的功能,对臌胀的治疗具有较好效果。

方名二:清解逐水汤。

方药:茵陈15 g,大青叶10 g,黄芩10 g,丹参10 g,藤梨根20 g,山楂15 g,三棱15 g,莪术15 g,金银花20 g,猪苓20 g,决明子15 g,醋商陆6 g,车前草20 g,盐车前子20 g(包煎)。

功效:清热解毒,破瘀散结,逐瘀利水。

主治:全身乏力,食欲减退,腹胀,肝、脾轻度大,黄疸,肝掌,蜘蛛痣,下肢水肿,腹泻,腹水,胸腔积液,肝硬化等。

用法:每日1剂,煎取300 mL,每日3次,每次100 mL。

方解:方中茵陈、大青叶、黄芩、金银花清热解毒、利湿退黄,善治湿热黄疸,现代药理研究表明可以抑制各种肝炎病毒。藤梨根有清热解毒、祛风除湿、利尿止血、消肿的功效。三棱、莪术破血逐瘀,有抗肿瘤的作用。丹参养血、活血,去瘀而不伤正。商陆逐水之功尤著,乃利水之猛将。猪苓、车前草、盐车前子分消水饮,使水饮从小便而去,同时利水而不伤阴。山楂、决明子消食化积,能促进体内脂肪代谢,改善肝脏微循环。

【验案一】

患者,男,56岁,因"腹部胀大3年,尿少1周"于2016年9月20日就诊。

初诊:患者有20年饮酒史,平均每日饮白酒约500 mL。3年前出现腹部胀大,满闷不适,时有恶心欲吐,纳差乏力,尿少,腹部疼痛,时有呕血、黑便,于2013年10月于某医院住院治疗,明确诊断"酒精性肝硬化(失代偿期)、低蛋白血症、脾功能亢进",好转后出院。此后因腹水反复发作多次住院治疗。1周前腹胀再发,伴尿少,院外口服药物(具体不详)治疗后效果差。今为中医治疗就诊。症见:神清,精神差,面黑肌瘦,腹部胀大,腹部青筋暴露,满闷不适,时有恶心欲吐,纳差乏力,口干苦,尿少,大便色黑。体格检查:体温36.8 ℃,脉搏79次/分,呼吸23次/分,血压139/94 mmHg。腹膨隆,剑突下压痛,右上腹压痛,无反跳痛,腹肌紧张,肝脾肋下未扪及,肝区轻叩击痛,移动性浊音阳性。舌红苔黄厚腻,脉弦数。行辅助检查,腹部超声:肝硬化声像图,肝弥漫性病变,腹腔大量积液;血常规:血红蛋白92 g/L,血小板计数$67×10^9$/L,白细胞计数$3.3×10^9$/L;肝功能:谷丙转氨酶338 U/L,血清总胆红素

432 μmol/L,谷草转氨酶 331 U/L,总胆红素 82.5 U/L,白蛋白 30 g/L。

中医诊断:臌胀(湿热中阻)。

西医诊断:①酒精性肝硬化(失代偿期);②低蛋白血症;③脾功能亢进。

治法:清热解毒,破瘀散结,逐瘀利水。

处方:清解逐水汤。茵陈 15 g,大青叶 10 g,黄芩 10 g,丹参 10 g,藤梨根 20 g,山楂 15 g,三棱 15 g,莪术 15 g,金银花 20 g,猪苓 20 g,决明子 15 g,醋商陆 6 g,车前草 20 g,盐车前子 20 g(包煎)。7 剂,每日 1 剂,煎取 300 mL,每日 3 次,每次 100 mL。

二诊(2016 年 9 月 30 日):患者诉服药后尿量增加,时有轻微腹泻,稀水样便,腹胀较前缓解,时感恶心欲吐,纳差乏力,精神欠佳,尿少,大便色黑。体格检查:腹水较前减少。根据患者乙肝五项检查排除乙肝后肝硬化。患者病情较前缓解。舌红苔黄厚腻,脉弦弱。考虑目前治疗有效,继续予初诊方 10 剂内服,每日 1 剂,煎取 300 mL,每日 3 次,每次 100 mL。

三诊(2016 年 10 月 11 日):患者诉腹胀较前明显好转,无恶心呕吐,精神、饮食、睡眠可,二便正常。舌红苔黄,脉弦。体格检查:腹水征较前大为好转,腹围减小。白蛋白 34 g/L,凝血功能基本正常。血常规:血小板计数较前上升,电解质未见明显异常。在初诊方基础上加仙鹤草 30 g。60 剂,每日 1 剂,煎取 300 mL,每日 3 次,每次 100 mL。

四诊(2016 年 12 月 13 日):患者诉腹胀已基本缓解,精神好,面部红润,腹壁青筋减退,饮食可,无口干苦,尿量多,大便正常。舌红苔薄黄,脉弦。结合患者舌苔、脉象,调整用药如下:茵陈 15 g,大青叶 10 g,丹参 10 g,藤梨根 15 g,山楂 15 g,三棱 15 g,莪术 15 g,金银花 15 g,猪苓 20 g,决明子 15 g,车前草 20 g,盐车前子 20 g(包煎),鸡内金 30 g。60 剂,每日 1 剂,煎取 300 mL,每日 3 次,每次 100 mL。

五诊(2017 年 2 月 14 日):患者诉偶有腹胀,精神好,面部红润,腹壁青筋明显减退,饮食可,无口干苦,尿量多,大便正常。舌红苔黄,脉弦弱。结合患者舌苔、脉象,在四诊方基础上加蒲公英 30 g。30 剂,每日 1 剂,煎取 300 mL,每日 3 次,每次 100 mL。

六诊(2017 年 3 月 16 日):患者诉无腹胀,精神好,面部红润,饮食可,无口干口苦,二便正常。舌红苔黄,脉细。行辅助检查,上腹部 CT:肝硬化、门静脉稍增宽、脾稍大、无腹水;血常规:红细胞、血小板计数、白细胞计数均基本正常,凝血功能基本正常。调整用药如下:茵陈 30 g,大青叶 10 g,黄芩 10 g,丹参 15 g,野葡萄根 20 g,藤梨根 20 g,山楂 15 g,三棱 15 g,莪术 15 g,金银花 20 g,猪苓 20 g,决明子 15 g,鸡内金 15 g,仙鹤草 30 g,蒲公英 30 g,车前草 20 g,盐车前子 20 g(包煎)。60 剂,每日 1 剂,煎取 300 mL,每日 3 次,每次 100 mL。

七诊(2017 年 5 月 16 日):患者诉无腹胀,偶有口干,精神好,面部红润,饮食可,二便正常。舌红苔黄,脉弦弱。肝功能:白蛋白 31 g/L。肾功能、凝血功能、血常规:正常。结合患者舌苔、脉象,调整用药如下:茵陈 15 g,黄芩 10 g,丹参 15 g,藤梨根 20 g,山楂 15 g,三棱 10 g,莪术 10 g,金银花 20 g,猪苓 18 g,决明子 15 g,鸡内金 15 g,仙鹤草 30 g,蒲公英 30 g,车前草 20 g。60 剂,每日 1 剂,煎取 300 mL,每日 3 次,每次 100 mL。

八诊(2017 年 9 月 3 日):患者已停止服药月余,未感不适,饮食、二便可,嘱随诊。

【验案二】

患者,男,52岁,汉族,退休,因"腹部胀大半年,再发伴尿少1周"于2017年3月20日就诊。

初诊:患者有30年饮酒史,平均每日饮白酒约400 mL。半年前出现腹部胀大,满闷不适,时感恶心欲吐,纳差乏力,口干苦,尿少,腹部疼痛,时有呕血、黑便,于某医院住院治疗,行CT等检查明确诊断"酒精性肝硬化(失代偿期)、低蛋白血症、脾功能亢进",好转后出院。1周前腹胀再发,伴有尿少。今为中医治疗就诊。症见:精神差,面黑肌瘦,腹部胀大,腹部青筋暴露,满闷不适,时有恶心欲吐,纳差乏力,口干苦,尿少,大便色黑。体格检查:体温36.8 ℃,脉搏85次/分,呼吸21次/分,血压140/93 mmHg。肝掌明显,胸背部、颈部多发蜘蛛痣,腹膨隆,腹壁静脉显露,剑突下压痛,右上腹压痛,无反跳痛及肌紧张,肝脾肋下未扪及,肝区轻叩击痛,移动性浊音阳性。舌红苔黄厚腻,脉弦数。行辅助检查,乙肝五项:均阴性;腹部超声:肝硬化声像图,脾大,腹腔大量积液;血常规:外周血白细胞计数33×10^9/L,中性粒细胞0.88%,红细胞计数3.7×10^{12}/L,血红蛋白67 g/L,血小板计数73×10^9/L,凝血酶原活动度60%;肝功能:谷丙转氨酶34 U/L,谷草转氨酶49 U/L,总胆红素640 μmol/L,白蛋白32 g/L,γ-谷氨酰转移酶206 U/L,碱性磷酸酶180 U/L,血氨551 μmol/L。

中医诊断:臌胀(痰浊中阻,瘀血内结)。

西医诊断:①酒精性肝硬化(失代偿期);②低蛋白血症;③脾大;④脾功能亢进。

治法:清热解毒,破瘀散结,逐瘀利水。

处方:清解逐水汤。茵陈15 g,大青叶10 g,黄芩10 g,丹参10 g,藤梨根20 g,山楂15 g,三棱15 g,莪术15 g,金银花20 g,猪苓20 g,决明子15 g,醋商陆6 g,车前草20 g,盐车前子20 g(包煎)。10剂,每日1剂,煎取300 mL,每次100 mL,每日3次。

二诊(2017年4月1日):患者诉服药后尿量增加,腹胀较前缓解,时感恶心欲吐,纳差乏力,精神欠佳,大便色黑。舌红苔黄厚腻,脉弦弱。体格检查:腹水较前减少。患者病情较前缓解,考虑目前治疗有效,在初诊方基础上加炒侧柏叶20 g、仙鹤草20 g、党参30 g。30剂,每日1剂,煎取300 mL,每日3次,每次100 mL。

三诊(2017年5月2日):患者诉腹胀较前明显好转,未诉恶心呕吐,精神、饮食、睡眠可,二便正常。舌红苔黄,脉弦。体格检查:腹水体征较前大为好转,腹围减小。白蛋白32 g/L,凝血功能基本正常。血常规:红细胞计数、血小板计数较前均有不同程度上升。电解质未见明显异常。继续予二诊方30剂,每日1剂,煎取300 mL,每日3次,每次100 mL。

四诊(2017年6月3日):患者诉精神好,面部红润,腹壁青筋减退,腹部不胀,饮食可,无口干苦,二便正常。舌红苔薄黄,脉弦。以软坚化积,健脾和胃,利水为法,调整用药如下:茵陈18 g,大青叶10 g,黄芩10 g,炒白术10 g,党参30 g,仙鹤草20 g,丹参10 g,野葡萄根20 g,藤梨根20 g,山楂15 g,三棱15 g,莪术15 g,金银花20 g,猪苓18 g,决明子15 g,鸡内金

15 g,枳壳20 g,车前草20 g,盐车前子20 g(包煎)。60 剂,每日1 剂,煎取300 mL,每日3 次,每次100 mL。

五诊(2017 年8 月6 日):患者诉腹胀较前明显好转,精神好,面部红润,饮食可,无口苦,二便正常。舌红苔黄,脉弦弱。调整用药如下:茵陈15 g,炒白术10 g,党参30 g,仙鹤草20 g,丹参10 g,葛根15 g,野葡萄根15 g,藤梨根15 g,山楂15 g,三棱15 g,莪术15 g,金银花20 g,猪苓18 g,鸡内金15 g,枳壳20 g,车前草20 g,盐车前子20 g(包煎)。60 剂,每日1 剂,煎取300 mL,每日3 次,每次100 mL。

六诊(2017 年12 月1 日):患者已停药近2 个月,现精神好,面部红润,无腹部胀痛,饮食可,无口苦,二便正常。舌红苔薄黄,脉弦。行辅助检查,乙肝五项:均阴性;腹部超声:肝硬化声像图;血常规:白细胞计数$4.1×10^9$/L,中性粒细胞0.73,红细胞计数$4.2×10^{12}$/L,血红蛋白101 g/L,血小板计数$101×10^9$/L;肝功能:谷丙转氨酶27 U/L,谷草转氨酶49 U/L,总胆红素23 μmol/L,白蛋白51 g/L,γ-谷氨酰转移酶21 U/L,碱性磷酸酶15 U/L,血氨51 μmol/L。调整用药如下:党参15 g,炒白术15 g,茯苓30 g,猪苓15 g,藤梨根15 g,葛根15 g,山楂20 g,泽泻10 g,车前草15 g。60 剂,每日1 剂,煎取300 mL,每日3 次,每次100 mL。

七诊(2018 年4 月3 日):患者已停止服药,已愈。

【按语】

患者因长期饮酒,导致湿热内盛,久稽肝胆,胆汁排泄不通畅,日久积瘀。脾胃内伤,运化失常,水渍泛滥,积郁腹腔,故见腹大如鼓,脾虚日久,肾气不足,水液气化无力,清浊不分,故见尿少。臌胀本虚标实,清解逐水汤主治痰、浊、瘀互结肝胆之症,具有清热解毒、破瘀散结、逐浊利水,改善肝之微循环,消症散结,恢复肝脾之功。方中商陆有小毒,小剂量服用,中病即止;藤梨根促消化、排毒、利尿、止血、抗肿瘤,治疗臌胀有良效。

方名三:败毒软肝散。

方药:鳖甲30 g(先煎),白术15 g,猪苓30 g,板蓝根30 g,小蓟15 g,败酱草30 g,蜂房6 g,重楼10 g,茵陈15 g,丹参15 g,三棱15 g,莪术15 g,车前草30 g,马鞭草15 g。

功效:清热解毒,软肝散结,利湿退黄,逐瘀利水。

主治:全身乏力,食欲减退,腹胀,肝、脾轻度大,黄疸,肝掌,蜘蛛痣,下肢水肿,腹泻,腹水,胸腔积液,肝硬化等。

用法:每日1 剂,煎取300 mL,每日3 次,每次100 mL。

方解:方中板蓝根、小蓟、败酱草、蜂房、重楼、茵陈清热解毒、利湿退黄,善治湿热黄疸,可以抑制各种肝炎病毒,其中蜂房攻毒杀虫、祛风止痛效果尤佳,常用于治疗疮疡肿毒、乳痛、瘰疬、皮肤顽癣、鹅掌风、牙痛、风湿痹痛;重楼清热解毒、消肿止痛、凉肝定惊,用于治疗疗疮痈肿、咽喉肿痛、毒蛇咬伤、跌打伤痛、惊风抽搐；丹参、鳖甲、三棱、莪术活血化瘀、攻毒散结；猪苓、白术、车前草、马鞭草利水消肿，其中马鞭草还有缩脾之功。本方集清热解毒、利湿退黄、逐瘀利水于一体，药虽多但各有其用，各有其所主，其利水之效十分明显，利湿退黄效果显著，尤其适合肝炎后肝硬化腹水患者。

【验案一】

患者，女，46岁，汉族，农民，因"腹部胀大1年，身目黄染2周"于2018年3月21日就诊。

初诊：患者1年前无明显诱因出现腹部胀大，满闷不适，时有恶心欲吐，纳差乏力，口干苦，尿少，腹部疼痛，于某医院住院治疗，明确诊断"乙肝后肝硬化（失代偿期）、食管－胃底静脉曲张、脾功能亢进"，好转后出院。院外反复就诊于私人诊所予中药（具体不详）治疗。2周前腹部胀大再发，伴有身目黄染，院外口服药物（具体不详）治疗，效果差。今为中医治疗就诊。症见：精神差，身目黄染，尿黄，腹部胀大，腹部青筋暴露，满闷不适，时有恶心欲吐，纳差乏力，尿少，大便正常。体格检查：体温36.5 ℃，脉搏79次/分，呼吸19次/分，血压142/86 mmHg。双侧巩膜黄染，全身皮肤黏膜黄染，腹膨隆，腹壁静脉曲张，剑突下压痛，右上腹压痛，无反跳痛及肌紧张，肝脾肋下未扪及，肝区轻叩击痛，移动性浊音阳性。舌红苔黄厚腻，脉弦数。行辅助检查，上腹部CT：肝硬化改变，门静脉增宽，腹腔大量积液；乙肝五项："大三阳"；HBV－DNA：3.25×10^8 IU/mL；胃镜（2个月前）：食管－胃底静脉曲张；血常规：血红蛋白91 g/L，血小板计数49×10^9/L，白细胞计数3.9×10^9/L；肝功能：白蛋白25 g/L，谷丙转氨酶186 U/L，谷草转氨酶129 U/L，总胆红素54 mmol/L。

中医诊断：臌胀（湿浊中阻，痰瘀互结）。

西医诊断：①乙肝后肝硬化（失代偿期）；②低蛋白血症；③脾功能亢进。

治法：清热败毒，软肝散结，利水消肿。

处方：败毒软肝散。鳖甲30 g（先煎），白术15 g，猪苓30 g，板蓝根30 g，小蓟15 g，败酱草30 g，蜂房6 g，重楼10 g，茵陈15 g，丹参15 g，三棱15 g，莪术15 g，车前草30 g，马鞭草15 g。10剂，每日1剂，煎取300 mL，每日3次，每次100 mL。

二诊（2018年4月1日）：患者诉腹水较前消退，身目黄染减轻，尿量增加，时有轻微腹泻，稀水样便，腹胀较前缓解，时感恶心欲吐，纳差乏力，精神欠佳，大便正常。体格检查：剑突下压痛减轻，腹水体征明显减轻。在初诊方基础上加商陆6 g，以增强利水消肿之效。30剂，每日1剂，煎取300 mL，每日3次，每次100 mL。

三诊（2018年5月2日）：患者诉精神、睡眠可，身目黄染减轻，无腹胀纳差，无恶心呕吐，二便正常。舌红苔黄，脉弦。体格检查：脐周轻压痛。血常规：红细胞计数、血小板计数值较前均有不同程度上升。电解质：轻度低钾。结合患者病情，在二诊方基础上加党参30 g、炒白术10 g、鸡内金15 g、厚朴12 g。30剂，每日1剂，煎取300 mL，每日3次，每次

100 mL。

四诊(2018年6月2日)：患者诉精神、饮食、睡眠可，无身目黄染，无口干苦，无腹胀，腹壁青筋减退，二便正常。舌红苔薄黄，脉弦。以清热败毒、软肝散结、利水消肿为法，调整用药如下：鳖甲 30 g(先煎)，白术 15 g，猪苓 30 g，板蓝根 30 g，小蓟 15 g，败酱草 30 g，蜂房 6 g，重楼 10 g，茵陈 15 g，丹参 15 g，三棱 15 g，莪术 15 g，车前草 30 g，马鞭草 15 g。60 剂，每日 1 剂，煎取 300 mL，每日 3 次，每次 100 mL。

五诊(2018年8月2日)：患者诉精神、饮食、睡眠可，无身目黄染，无口干苦，二便正常。舌红苔薄黄，脉弦。体格检查：腹水体征较前明显改善，腹围基本正常。结合患者舌苔、脉象，考虑攻毒散结之后，正气亏损，在四诊方基础上减小蓟，加黄芪 30 g，当归 15 g。30 剂，每日 1 剂，煎取 300 mL，每日 3 次，每次 100 mL。

六诊(2018年9月5日)：患者诉精神好，面部红润，饮食可，无口干苦，二便正常。舌红苔黄，脉弦弱。行辅助检查，上腹部 CT：肝硬化征象；凝血功能基本正常；血常规：血红蛋白 102 g/L，血小板计数 83×10^9/L，白细胞计数 4.9×10^9/L；肝功能：白蛋白 45 g/L，谷丙转氨酶 23 U/L，谷草转氨酶 16 U/L，总胆红素 17 mmol/L。以软坚化积、健脾利水为法，调整用药如下：茵陈 15 g，板蓝根 30 g，小蓟 15 g，蜂房 6 g，厚朴 12 g，重楼 9 g，丹参 15 g，鳖甲 30 g(先煎)，白术 15 g，车前草 30 g，马鞭草 15 g，鸡内金 15 g，黄芪 20 g，当归 15 g。60 剂，每日 1 剂，煎取 300 mL，每日 3 次，每次 100 mL。

七诊(2018年12月2日)：患者诉已停止服药近 1 个月，精神好，面部红润，饮食可，无口干苦，无腹胀，二便正常。舌红苔黄，脉弦弱。以健脾和胃、软坚散结为法，调整用药如下：茵陈 10 g，板蓝根 15 g，重楼 9 g，丹参 15 g，鳖甲 30 g(先煎)，茯苓 20 g，白术 15 g，车前草 30 g，鸡内金 15 g，黄芪 15 g。30 剂，每日 1 剂，煎取 300 mL，每日 3 次，每次 100 mL。

八诊(2019年4月11日)：患者精神、饮食好，已愈，已正常工作。

【验案二】

患者，女，49 岁，汉族，农民，因"腹部胀大半年，身目黄染 1 周"于 2018 年 8 月 12 日就诊。

初诊：患者半年前无明显诱因出现腹部胀大，满闷不适，时有恶心欲吐，纳差乏力，时有口干苦，尿量偏少，腹部疼痛，于某医院住院治疗，明确诊断"乙型肝炎后肝硬化（失代偿期）、食管-胃底静脉曲张、脾功能亢进"，好转后出院。出院后服抗病毒药物（恩替卡韦片）治疗，此后曾因腹水反复发作住院治疗 2 次。1 周前腹部胀大再发，伴有身目黄染。今为中医治疗就诊。症见：精神差，身目黄染，尿黄，腹部胀大，腹部青筋暴露，满闷不适，时有恶心欲吐，纳差乏力，口干苦，尿量偏少，大便干。体格检查：体温 36.8 ℃，脉搏 87 次/分，呼吸 19 次/分，血压 136/79 mmHg。双侧巩膜黄染，全身皮肤黏膜黄染，肝掌，未见明显蜘蛛痣，腹膨隆，腹壁静脉曲张，腹部压痛，无反跳痛及肌紧张，肝脾肋下未扪及，肝区轻叩击痛，移动性浊音阳性。舌红苔黄厚腻,脉弦数。行辅助检查,上腹部CT:肝硬化改变,门静脉增宽,腹腔大量积液;乙肝五项:"大三阳";HBV-DNA:6.75×10^7 IU/mL;胃镜:食管-胃底静脉曲张;血常规:血红蛋白86 g/L,血小板计数39×10^9/L,白细胞计数3.3×10^9/L;肝功能:白蛋白26 g/L,谷丙转氨酶325 U/L,谷草转氨酶183 U/L,总胆红素321.3 mmol/L。

中医诊断:臌胀(湿浊中阻,痰瘀互结)。

西医诊断:①乙型肝炎后肝硬化(失代偿期);②低蛋白血症;③脾功能亢进。

治法:清热解毒,软肝散结,利水消肿。

处方:败毒软肝散。鳖甲30 g(先煎),白术15 g,猪苓30 g,板蓝根30 g,小蓟15 g,败酱草30 g,蜂房6 g,重楼10 g,茵陈15 g,丹参15 g,三棱15 g,莪术15 g,车前草30 g,马鞭草15 g。10剂,每日1剂,煎取300 mL,每日3次,每次100 mL。

二诊(2018年8月23日):患者诉身目黄染减轻,尿量增加,时有轻微腹泻,稀水样便,腹胀较前缓解,时感恶心欲吐,纳差乏力,精神欠佳,大便色黑。体格检查:腹水较前减少。在初诊方基础上加白鲜皮15 g、蒲公英30 g。30剂,每日1剂,煎取300 mL,每日3次,每次100 mL。

三诊(2018年9月24日):患者诉精神、睡眠可,身目黄染减退,稍感腹胀,未诉恶心呕吐,大便调。舌红苔黄,脉弦。体格检查:腹水体征较前大为好转,腹围减小。血常规:血红蛋白93 g/L,血小板计数65×10^9/L,白细胞计数4.0×10^9/L。肝功能:白蛋白30 g/L,谷丙转氨酶16 U/L,谷草转氨酶23 U/L,总胆红素17.3 mmol/L。调整用药如下:鳖甲30 g(先煎),白术15 g,猪苓20 g,茯苓20 g,板蓝根20 g,重楼10 g,茵陈15 g,丹参15 g,三棱15 g,莪术15 g,车前草30 g。60剂,每日1剂,煎取300 mL,每日3次,每次100 mL。

四诊(2018年11月25日):患者诉精神好,面部红润,无腹胀,饮食可,无口干苦,二便正常。舌红苔薄黄,脉弦。在三诊方基础上加山楂15 g。60剂,每日1剂,煎取300 mL,每日3次,每次100 mL。

五诊(2019年2月28日):患者诉无腹胀,精神好,面部红润,腹壁青筋减退,饮食可,无口干苦,二便正常。舌红苔黄,脉细。行辅助检查,腹部超声:肝硬化?脾稍大,未见腹水;血常规:红细胞计数、血小板计数、白细胞计数均基本正常,凝血功能基本正常。以益气扶正、解毒软坚、健脾助运为法,调整用药如下:鳖甲30 g(先煎),白术15 g,猪苓15 g,茯苓20 g,重楼10 g,茵陈15 g,丹参15 g,山楂15 g,车前草15 g。60剂,每日1剂,煎取300 mL,每日3次,每次100 mL。

六诊(2019年9月28日):患者一直服用中药治疗半年,腹水未复发,无黄疸,饮食、二便可,全身无不适,嘱禁止饮酒,优质蛋白饮食。

【按语】

败毒软肝散重在化浊祛邪,慢性乙肝属邪浊盛而正伤。正虚者,加猪苓、茯苓、炒白术以育阴利湿、健脾；在治疗初期，邪浊入血分，以破瘀散结，清热化浊、利湿之法治疗，中病即止；后期凉血活血，但又忌破血伐肝之品，故常在治疗中加蜂房解毒扶肝，促进组织再生，抑制人体肝癌细胞。马鞭草具有清热解毒、活血散瘀、利水消肿等功效，治疗肝硬化效佳。在治疗臌胀时，分清瘀、浊，调理虚实，祛邪不伤正，方可获良效。

石 淋

　　石淋是指因饮食劳倦、湿热侵袭而致的以肾虚、膀胱湿热、气化失司为主要病机,以小便频急、漓沥不尽、尿道涩痛、小腹拘急、痛引腰腹为主要临床表现的一类疾病。

　　治疗石淋需要了解肾、输尿管、膀胱的解剖结构。

　　肾:是暗红色实质性器官,左右各一,位于腹后壁脊柱两侧,后面贴腹后壁肌,前面被腹膜覆盖。男性一侧肾重120~150 g,平均长约11.5 cm,宽约5.5 cm,厚3~4 cm。一般左肾比右肾略重。男性的肾比女性的略大,成人肾表面光滑。肾呈蚕豆形,内侧缘中部有血管、淋巴管、神经和肾盂出入称肾门。肾门的结构被结缔组织包裹后称肾蒂。由肾门向肾内续于肾窦,肾窦内有肾动脉、肾静脉、肾小盏、肾大盏。肾小盏呈漏斗状,紧紧包绕着肾乳头,一个肾小盏包绕着1个或2个肾乳头,每2~3个小盏集合成肾大盏,肾大盏2~3个最后合并形成漏斗形的肾盂,出肾门后续于输尿管。

　　输尿管:长约30 cm,自肾盂起始后,首先沿腹后壁下行,再沿盆腔侧壁至盆底向内下斜穿膀胱壁,开口于膀胱。输尿管分3段,即上段、中段和下段。输尿管有3个狭窄,即起始部、与髂血管交叉处、壁内段。结石常在这3个狭窄部位停留。

　　膀胱:上连输尿管,下接尿道。位于小骨盆腔内,前为耻骨联合,男性后方有精囊腺、输精管和直肠,女性后方有子宫和阴道。

　　在了解肾、输尿管、膀胱的解剖结构的基础上,根据结石的大小、性质,辨证用药。

　　方名:排石汤。

　　方药:石苇30 g,冬葵子20 g,金钱草30 g,海金沙(另包)20 g,鸡内金30 g,三棱15 g,莪术15 g,虎杖10 g,芒硝6 g(兑服),木通6 g,牛膝20 g。

　　功效:益肝肾,消积破瘀,清热排石。

　　主治:腰痛,尿频、尿急、尿痛,肾结石、膀胱结石、输尿管结石等。

　　用法:每日1剂,煎取300 mL,每日3次,每次100 mL。

　　方解:石苇味甘、苦,性微寒,归肺、膀胱经,具有利尿通淋、清肺止咳、凉血止血等功效,《神农本草经》:"主劳热邪气,五癃闭不通,利小便水道。"冬葵子味甘,性寒,归大肠、小肠、膀胱经,具有利水通淋等功效;金钱草味甘、咸,性微寒,归肝、胆、肾、膀胱经,具有利湿退黄、利尿通淋、解毒消肿等功效;海金沙味甘、咸,性寒,归膀胱、小肠经,具有清利湿热、通淋止痛等功效;鸡内金味甘,性平,归脾、胃、小肠、膀胱经,具有健胃消食、涩精止遗、通淋化石等功效;三棱、莪术味辛、苦,性平,归肝、脾经,具有破血行气、消积止痛等功效;虎杖味微苦,性微寒,归肝、胆、肺经,具有利湿退黄、清热解毒、散瘀止痛等功效;芒硝味苦、咸,性寒,有毒,具有破坚散结、利尿泻下、解毒消肿等功效;木通味苦,性寒,归心、小肠、膀胱经,具有利尿通淋、清心除烦、通经下乳等功效;牛膝味苦、甘、酸,性平,归肝、肾经,具有逐瘀通经、利尿通淋、引血下行等功效。诸药合用,益肝肾,消积破瘀,清热排石。

【验案一】

患者,男,32岁,汉族,因"腰痛6个月,剧烈疼痛加重1天"于2017年4月8日就诊。

初诊: 6个月前患者无明显诱因出现腰痛,症状较重,伴有轻微恶心欲吐,当时就诊于当地诊所行药物(具体不详)输液治疗,自觉症状有所好转。近1个月来其腰痛反复发作,症状时轻时重,均未系统诊治。1周前因腰痛行泌尿系超声检查:左肾结石,左肾轻度积水;尿常规:红细胞(+++);肾、输尿管造影:左肾中盏有1.1 cm×0.8 cm结石1枚,左肾轻度积水。肌内注射阿托品1 mg,疼痛缓解。今为中医治疗就诊。症见:神清、神萎,饮食可,睡眠欠佳,感腰部胀痛不适,伴尿频、尿急、尿血,大便正常。体格检查:体温36.3 ℃,脉搏68次/分,呼吸19次/分,血压124/65 mmHg。心、肺、腹未见明显异常。双肾区叩击痛。双下肢无水肿。四肢肌力、肌张力均正常。生理反射存在,病理征未引出。舌红苔黄腻,脉弦滑。

中医诊断: 石淋(肝肾虚,湿热瘀结)。

西医诊断: 左肾结石并轻度积水。

治法: 益肝肾,消积破瘀,清热排石。

处方: 排石汤加减。石苇30 g,冬葵子30 g,金钱草30 g,海金沙(另包)30 g,鸡内金30 g,三棱15 g,莪术15 g,虎杖15 g,芒硝6 g(兑服),骨碎补15 g,瞿麦15 g,木通6 g,海浮石15 g,泽泻10 g。7剂,每日1剂,煎取300 mL,每日3次,每次100 mL。

二诊(2017年4月15日): 患者诉精神、饮食、睡眠可,腰部胀痛症状稍有缓解,时有下腹部胀满不适,尿频,尿急,尿痛,时有尿血,大便正常。舌红苔黄腻,脉弦滑。以利湿化浊、利尿通淋、补肝肾之法,在初诊方基础上加骨碎补15 g、延胡索15 g。7剂,每日1剂,煎取300 mL,每日3次,每次100 mL。

三诊(2017年4月21日): 患者诉腰痛症状改善,仍尿频,尿急,3天前剧烈尿痛,随即尿血,排出1枚结石后疼痛停止,一般情况可。复查泌尿系超声:左输尿管上段有0.5 cm×0.7 cm结石1枚,未见明显积水。尿常规:白细胞(++)、红细胞(+)、蛋白质(-)、尿胆原(-)。调整用药如下:石苇30 g,冬葵子20 g,金钱草30 g,海金沙(另包)30 g,鸡内金30 g,三棱15 g,莪术15 g,萹蓄20 g,瞿麦15 g,海浮石15 g,车前草20 g。7剂,每日1剂,煎取300 mL,每日3次,每次100 mL。

四诊(2017年4月29日): 患者诉精神、饮食、睡眠可,2天前尿频,尿急,尿痛剧烈,尿中带血,二便正常。舌红苔薄白,脉弦。体格检查:生命体征正常,心、肺、腹未见明显异常。双肾区无明显叩击痛。泌尿系超声:左肾结石、输尿管未见明显异常。尿常规:白细胞(++)、蛋白质(-),尿胆原(-),红细胞(+)。以益肾健脾、清热解毒为法,调整用药如下:石苇15 g,茯苓20 g,金钱草20 g,海金沙(另包)30 g,鸡内金15 g,仙鹤草30,萹蓄20 g,瞿麦15 g,车前草20 g。7剂,每日1剂,煎取300 mL,每日3次,每次100 mL。

五诊(2017年5月18日):患者诉已停药,无腰部疼痛、尿频、尿急、尿痛等症状。复查,肝功能、肾功能正常;尿常规未见明显异常;泌尿系超声:双肾、输尿管未见异常。

【验案二】

患者,男,33岁,汉族,农民,因"腰痛3天,剧烈腹痛伴恶心、呕吐1小时"于1998年5月12日就诊。

初诊:3天前无明显诱因出现腰痛,疼痛程度尚可忍受,未引起重视。1小时前突发剧烈腹痛,伴有恶心呕吐,无畏寒发热,无心慌胸闷,无腹泻等,就诊于某医院,予杜冷丁10 mg、阿托品0.5 mg肌内注射,20分钟后疼痛缓解。今为中医药治疗就诊。症见:神清、神萎,感腰痛,伴有轻微腹痛,饮食较差,睡眠欠佳,尿频、尿急、尿痛、尿血,大便正常。体格检查:体温36.9 ℃,脉搏81次/分,呼吸20次/分,血压130/85 mmHg。心、肺、腹未见明显异常。双肾区明显叩击痛。双下肢无水肿。四肢肌力、肌张力均正常。生理反射存在,病理征未引出。舌红苔黄腻,脉弦滑。行辅助检查,院外泌尿系B超:双肾结石,左肾轻度积水,左输尿管上段结石;尿常规:红细胞(++++);肾、输尿管造影:左肾上盏有0.5 cm×0.8 cm结石1枚,左肾轻度积水,左输尿管上段有0.8 cm×0.9 cm结石1枚,右肾上中盏有0.5 cm×0.5 cm结石2枚。

中医诊断:石淋(肝肾虚,湿热瘀结)。

西医诊断:①双肾结石;②左肾轻度积水;③左输尿管结石。

治法:益肝肾,消积破瘀,清热排石。

处方:排石汤加味。石苇30 g,冬葵子20 g,金钱草30 g,海金沙(另包)20 g,鸡内金30 g,鳖甲30 g(先煎),三棱15 g,莪术15 g,虎杖10 g,芒硝6 g(兑服),木通6 g,牛膝20 g。7剂,每日1剂,煎取300 mL,每日3次,每次100 mL。

二诊(1998年5月19日):患者诉精神、饮食、睡眠可,腰痛症状减轻,腹痛较前好转,二便正常。舌红苔黄腻,脉弦滑。在初诊方基础上加车前草30 g。7剂,每日1剂,煎取300 mL,每日3次,每次100 mL。

三诊(1998年5月28日):患者诉5月23日上午,突然腰痛、尿频、尿急、尿痛剧烈,尿血,随即排出2枚小结石,随后疼痛消失,无腹痛、腹泻,无畏寒发热等,饮食、睡眠可,二便正常。舌红苔黄腻,脉弦滑。行辅助检查,肾、输尿管B超:左肾上盏有0.5 cm×0.5 cm结石1枚,尿常规:红细胞(++),白细胞(+)。继续予二诊方7剂,每日1剂,煎取300 mL,每日3次,每次100 mL。

四诊(1998年6月8日):患者诉腰痛,尿频、尿急,时有尿痛,尿血,无腹痛、腹泻,无畏寒发热等,饮食、睡眠可,大便正常。舌红苔黄腻,脉弦滑。调整用药如下:石苇30 g,冬葵子20 g,金钱草30 g,海金沙(另包)20 g,鸡内金30 g,鳖甲30 g(先煎),三棱15 g,莪术15 g,仙鹤草30 g,海浮石15 g,车前草30 g,牛膝20 g。14剂,每日1剂,煎取300 mL,每日3次,每次100 mL。

五诊(1998年6月15日):患者已停药,无腰部酸胀,无特殊不适。复查,尿常规:未见明显异常;肾、输尿管B超:未见明显异常。

【验案三】

患者,男,46岁,汉族,因"腰痛3个月,加重3小时"于2010年9月16日就诊。

初诊:3个月前无明显诱因出现腰痛,疼痛呈间歇性发作,阵发性加重,无恶心呕吐,无畏寒发热,无尿血等,当时因未影响日常生活,故未引起重视。2个月前因腰痛症状较前加重,就诊于某医院行相关检查,考虑右肾恶性肿瘤,并行右肾全切术。今为中药治疗就诊。症见:神清、神萎,睡眠欠佳,饮食较差,阵发性腰痛,尿频,尿痛,尿急,大便正常。体格检查:体温36.3℃,脉搏76次/分,呼吸20次/分,血压126/78 mmHg。心、肺、腹未见明显异常。双肾区叩击痛。双下肢无水肿。四肢肌力、肌张力均正常。生理反射存在,病理征未引出。舌红苔黄腻,脉弦滑。行辅助检查,院外泌尿系B超:左肾下盏有0.8 cm×0.6 cm结石1枚;尿常规:红细胞(+++)、蛋白尿(+);肾功能:尿素氮6.8 mmol/L,肌酐102 μmol/L,尿酸241 μmol/L。

中医诊断:石淋。

西医诊断:①右肾切除术后;②左肾结石。

治法:利湿化浊,利尿通淋。

处方:排石汤加减。金钱草20 g,鸡内金30 g,鳖甲20 g(先煎),瞿麦15 g,金银花20 g,五味子6 g,蒲公英30 g,仙鹤草30 g,车前子(包煎)20 g,车前草20 g。7剂,每日1剂,煎取300 mL,每日3次,每次100 mL。

二诊(2010年9月24日):患者诉睡眠较差,饮食改善,腰痛症状稍有缓解,仍尿频、尿痛、尿急,时有突发尿血,大便干燥。舌红苔黄腻,脉弦滑。在初诊方基础上加杜仲15 g、骨碎补15 g。7剂,每日1剂,煎取300 mL,每日3次,每次100 mL。

三诊(2010年9月30日):患者自觉腰痛症状明显改善,尿频减轻,2天前突发尿急、尿痛、尿血,一小粒结石排出,饮食可,睡眠欠佳,大便干燥。舌红苔黄腻,脉弦滑。尿常规:红细胞(+)、蛋白尿(-);泌尿系B超:双肾、输尿管未见异常。根据患者病情,以健脾开胃、除湿为法,调整用药如下:党参15 g,茯苓15 g,炒白术12 g,砂仁6 g(后下),白扁豆12 g,杜仲15 g,蒲公英30 g,车前草20 g。4剂,每日1剂,煎取300 mL,每日3次,每次100 mL。

四诊(2010年10月8日):患者诉无明显腰痛,尿频症状基本消失,饮食、睡眠均改善,大便正常。尿常规:各项指标正常,停止服药。

【按语】

《诸病源候论》:"石淋者,淋而出石也。肾主水,水结则化为石,故肾客沙石。肾虚为热所乘,热则成淋。"石淋因平日恣食肥甘厚味或饮食不节、情志抑郁,肾虚,膀胱气化不利,湿热蕴积下焦,日久煎熬,浊质凝结而成石。湿热内蕴日久,阻碍气机,致气滞血瘀,久病入络,可见络伤出血。本病以肾虚为主,湿热瘀结为标。排石汤以"坚者削之""结者散之""留者攻之",破气破瘀、软坚散结而治标,集破、补、溶、裂、松、推、荡于一方,加速结石溶解,缓解尿路痉挛,三焦气化正常,膀胱通利,排出结石。

治疗石淋时要注意以下几点:①患者年龄、体质情况;②妇女经带胎产情况;③除B超检查,最好进行泌尿系统造影或CT检查等;④通过尿常规分析结石的类型,辨别碳酸钙结石、草酸钙结石、磷酸钙结石等;⑤评估患者心、肺、肾、胃的功能;⑥肾结石以上盏、中盏治疗较好,下盏要配合体位治疗;⑦观察患者尿道是否狭窄、有梗阻等;⑧用药要注意配方及剂量。

便 血

便血多为下消化道出血,可表现为急性大出血、慢性少量出血及间歇性出血。鲜红血便或血液附着在成形粪便的表面常提示肛门、直肠下段、左半结肠出血;右半结肠出血时,血液常和粪便均匀混合,呈酱红色;小肠出血时,若血液在肠道内停留时间长,可排出柏油样大便,若出血量多,排出较快,也可排出暗红色或鲜红色血便。有黑便病史的患者应排除外服铋剂、铁剂、活性炭及甘草等因素。若上消化道出血量较大,如食管-胃底静脉曲张出血,肠蠕动增快,排出粪便颜色也可呈鲜红色。

便血的病因病机,《灵枢》:"阳络伤则血外溢,血外溢则衄血,阴络伤则血内溢,血内溢则后血。"中医认为出血的本质是络伤则血溢,这与现代医学认为的局部血管破裂出血相似。而引起络伤血溢的原因,前人有"出血之由,惟气惟火;瘀血不去,血不循经"之说,故凡影响气与火的因素,以及瘀血内阻脉络,均可导致出血。若从脏腑而言,情志不和、饮食不节、劳倦过度等使心不主血,也可导致出血。

方名:槐花止血汤。

方药:槐花30 g,马齿苋15 g,枳壳20 g,仙鹤草30 g,陈皮10 g,侧柏叶30 g,白及10 g,酒大黄6 g。

功效:健脾统血,凉血止血。

主治:各种原因所致的便血,及现代医学的下消化道出血,痔疮等。

用法:每日1剂,煎取300 mL,每日3次,每次100 mL。

方解:方中槐花归肝、大肠经,具有凉血止血、清肝泻火等功效;马齿苋味酸,性寒,归肝、大肠经,具有清热解毒、凉血止血等功效,是治疗热毒所致疮痈肿痛的常用药物,既能凉血止血也能收涩止血;枳壳味辛、苦,性微温,入脾、胃经,具有行气宽中、化痰消痞等功效;陈皮具有健脾、醒脾、消积等功效;仙鹤草、侧柏叶、白及、酒大黄具有清热凉血、止血等功效。诸药合用,健脾统血、凉血止血。

【验案一】

患者,女,14岁,汉族,学生,因"大便下血4年,加重6个月"于2017年11月12日就诊。

初诊:患者4年前不明原因出现大便下血,自行购买药物(具体不详)口服治疗,效果不佳。于2013年7月20日就诊于某医院,明确诊断"肛柱炎"。行输液、口服药物治疗,效果不佳。6个月前自感大便下血症状较前加重,且院外输液及口服药物治疗效果均不佳。今为中医治疗就诊。症见:大便带血,无腹痛,无肛周出血、疼痛,二便正常。体格检查:体温36.6 ℃,脉搏78次/分,呼吸21次/分,血压110/76 mmHg。神志清楚,精神尚可,体型中等。口唇无发绀,咽部无充血,扁桃体无肿大。心、肺、脾未见明显异常。四肢肌力、肌张力正常。双下肢无浮肿。肛柱充血,水肿。肛门无异常。生理反射存在,病理征未引出。舌红苔黄腻,脉弦。行辅助检查,随机末梢血糖:5.1 mmol/L;心电图:正常;血常规、尿液自动分析+尿沉渣镜检、肝功能、肾功能、血脂、葡萄糖、电解质未见异常;大便常规:隐血(+++)。

中医诊断:便血(肺脾两虚,湿热入里,大肠失约)。

西医诊断:肛柱炎。

治法:健脾统血,凉血止血。

处方:槐花止血汤。槐花30 g,马齿苋15 g,枳壳20 g,仙鹤草30 g,陈皮10 g,侧柏叶30 g,白及10 g,酒大黄6 g。3剂,每日1剂,煎取300 mL,每日3次,每次100 mL。

二诊(2017年11月15日):患者大便下血减少,无腹痛,无大便干结。舌红苔黄腻,脉弦。考虑患者病情好转,在初诊方基础上加当归10 g、黄芪20 g,以加强补气生血之效。3剂,每日1剂,煎取300 mL,每日3次,每次100 mL。

三诊(2017年11月18日):患者无大便下血,无腹痛,无大便干结。舌红苔黄腻,脉弦。结合患者病情,在二诊方基础上加茯苓20 g、党参20 g。5剂,每日1剂,煎取300 mL,每日3次,每次100 mL。

四诊(2017年11月23日):患者已无大便下血,无腹痛,无大便干结。舌红苔黄腻,脉弦。行辅助检查,大便常规:隐血(-),嘱停止服药,随诊。

五诊(2017年12月28日):随诊,未见异常。

【验案二】

患者,男,45岁,汉族,因"大便下血2年,加重3个月"于2009年6月8日就诊。

初诊:患者2年前不明原因出现大便下血,自行口服药物(具体不详)治疗,效果不佳。于2009年4月20日就诊于某医院,明确诊断"直肠炎、直肠糜烂"。行输液、口服药物治疗,效果不佳。3个月前因饮食不慎大便下血症状加重,口服药物治疗后效果差。今为中医药治疗就诊。症见:大便干燥,大便带血,无腹痛,无肛周出血、疼痛,二便正常。体格检查:体温37.1 ℃,脉搏80次/分,呼吸20次/分,血压110/66 mmHg。神志清楚,精神尚可,体型中等。心、肺、脾未见明显异常。腹部无压痛及反跳痛。四肢肌力、肌张力正常。双下肢无浮肿。直肠充血、糜烂,肛门无异常。生理反射存在,病理征未引出。舌红苔黄腻,脉弦。行辅助检查,随机末梢血糖:6.7 mmol/L;心电图:正常;大便常规:隐血(++);血常规、尿液自动分析+尿沉渣镜检、肝功能、肾功能、血脂、葡萄糖、电解质未见异常。

中医诊断:便血(肺脾两虚,大肠失约,湿热入里)。

西医诊断：①直肠炎；②直肠糜烂。

治法：健脾统血，凉血止血。

处方：槐花止血汤。槐花30 g，马齿苋15 g，枳壳20 g，仙鹤草30 g，陈皮10 g，侧柏叶30 g，白及10 g，酒大黄6 g。3剂，每日1剂，煎取300 mL，每日3次，每次100 mL。

二诊（2009年6月11日）：患者大便下血减少，无腹痛，无大便干结。舌红苔黄腻，脉弦弱。考虑患者病情好转，在初诊方基础上加当归10 g、黄芪30 g，以加强补气生血之效。3剂，每日1剂，煎取300 mL，每日3次，每次100 mL。

三诊（2009年6月14日）：患者无大便下血，无腹痛，无大便干结。舌红苔黄腻，脉弦弱。结合患者病情，在初诊方基础上加茯苓20 g、党参20 g。5剂，每日1剂，煎取300 mL，每日3次，每次100 mL。

四诊（2009年6月17日）：患者无大便下血，无腹痛，无大便干结。舌红苔薄黄，脉弦弱。行辅助检查，大便常规：隐血（-）。嘱停止服药，随诊。

五诊（2009年8月17日）：随诊，未见异常。

【验案三】

患者，女，39岁，汉族，因"大便干燥，时有大便下血3年，加重2周"于2015年11月20日就诊。

初诊：患者3年前不明原因出现大便干燥，时有大便下血，自行口服药物（具体不详）治疗，效果不佳。于2015年10月12日就诊于某医院，明确诊断"肛柱炎、便秘"。行输液、口服药物治疗，效果不佳。2周前自觉大便下血症状加重，且大便干燥难解，院外自行用药后症状无明显减轻。今为系统治疗就诊。症见：大便带血，大便干燥，无腹痛，肛周疼痛，灼热感，二便正常。体格检查：体温36.6 ℃，脉搏78次/分，呼吸21次/分，血压110/76 mmHg。神志清楚，精神尚可，体型中等。心、肺、脾未见明显异常。四肢肌力、肌张力正常。双下肢无浮肿。肛柱充血，水肿。肛门无异常。生理反射存在，病理征未引出。舌红苔黄腻，脉弦。行辅助检查，随机末梢血糖：5.1 mmol/L；心电图：正常；血常规、尿液自动分析＋尿沉渣镜检、肝功能、肾功能、血脂、葡萄糖、电解质未见异常。

中医诊断：便血（肺脾两虚，大肠失约，湿热入里）。

西医诊断：①肛柱炎；②便血。

治法：健脾统血，凉血止血。

处方：槐花止血汤。槐花30 g，马齿苋15 g，枳壳20 g，仙鹤草30 g，陈皮10 g，侧柏叶30 g，白及10 g，酒大黄6 g。3剂，每日1剂，煎取300 mL，每日3次，每次100 mL。

二诊（2017年11月15日）：患者大便下血减少，无腹痛，无大便干结。舌红苔黄腻，脉弦。考虑患者病情好转，在初诊方基础上加地榆15 g、黄芪20 g，以加强补气生血之效。3剂，每日1剂，煎取300 mL，每日3次，每次100 mL。

三诊(2017 年 11 月 18 日):患者无大便下血,无腹痛,无大便干结。结合患者病情,在二诊方基础上加茯苓 20 g、党参 20 g。5 剂,每日 1 剂,煎取 300 mL,每日 3 次,每次 100 mL。

四诊(2017 年 11 月 23 日):患者无大便下血,无腹痛,无大便干结。嘱停止服药,随诊。

【按语】

槐花止血汤主要用于湿热蕴结,脉络受损,血溢肠道所致之症。《证治汇补》:"外候纯下清血者。风也。色如烟尘者。湿也。色黯者。寒也。鲜红者。热也。糟粕相混者。食积也。遇劳频发者。内伤元气也。后重便减者。湿毒蕴滞也。后重便增者。脾元下陷也。跌伤便黑者。瘀也。先吐后便者。顺也。"由此可见,外感毒邪,饮食不当,酒食厚味,起居无时等均可引起肛门血络损伤,血液从肛门而出。方中仙鹤草对热性便血、寒性便血皆可用,同时具有补血止血之功。

心 悸

心悸是因外感或内伤,致气血阴阳亏虚,心失所养;或痰饮瘀血阻滞,心脉不畅,引起以心中急剧跳动,惊慌不安,甚则不能自主为主要临床表现的一种心脏常见疾病。

心悸的病因有体虚久病、饮食劳倦、七情所伤、感受外邪、药物中毒等,导致气血阴阳亏虚,或痰饮瘀血阻滞致心脉瘀阻。

方名: 温阳益气复脉汤。

方药: 黄芪30 g,檀香10 g(后下),丹参15 g,细辛3 g,醋五味子10 g,麦冬30 g,桂枝10 g,西洋参10 g,仙鹤草30 g,炙甘草10 g。

功效: 养心血,益心气,温心阳。

主治: 心悸,心慌,胸痛,胸闷,心动过缓,房颤,病态窦房结综合征等。

用法: 每日1剂,煎取300 mL,每日3次,每次100 mL。

方解: 方中黄芪味甘,性微温,归脾、肺经,具有补气升阳、固表止汗、托疮生肌、利水退肿等功效。檀香味辛,性温,归脾、胃、心、肺经,具有行气温中、开胃止痛等功效,《本草备要》谓其能:"调脾肺,利胸膈,去邪恶,能引胃气上升,进饮食,为理气要药。"丹参味苦,性微寒,归心、肝经,具有活血祛瘀、通经止痛、清心除烦、凉血等功效。细辛味辛,性温,有小毒,归心、肺、肾经,具有解表散寒、祛风止痛、通窍、温肺化饮等功效。醋五味子味酸、甘,性温,归肺、心、肾经,具有收敛固涩、益气生津、补肾宁心等功效。麦冬味甘、微苦,性微寒,归心、肺、胃经,具有养阴生津、润肺止咳等功效。桂枝味辛、甘,性温,归肺、心、膀胱经,具有发汗解表、散寒止痛、通阳化气等功效。西洋参味甘、微苦,性凉,归心、肺、肾经,具有益肺阴、清虚火等功效,《本草求原》谓其能:"清肺肾,凉心脾以降火,消暑,解酒。"仙鹤草味苦、涩,性平,归心、肝经,具有收敛止血、解毒、补虚、抗心律失常等功效。甘草味甘,性平,归心、肺、脾、胃经,具有补脾益气、清热解毒、祛痰止咳、缓急止痛等功效。诸药合用,具有益气、温阳、复脉之功。

【验案一】

患者,女,58岁,汉族,因"心悸3年,胸闷1个月,伴头昏头痛5天"于2018年1月15日就诊。

初诊: 3年前患者无明显诱因出现心慌症状,曾行心电图检查,提示心动过缓,当时未做特殊处理。1个月前患者常于劳累后出现心悸、胸闷症状,以熬夜、快步行走后症状明显,休息后症状可好转,无夜间阵发性呼吸困难及端坐呼吸,无咯血,无胸痛等,因休息后症状可缓解,故仍未系统诊治。5天前患者因劳累后上诉症状加重,伴头昏、头痛,时感恶心欲吐,无发热寒战,无腹痛腹泻,无晕厥等,曾于当地诊所输液治疗(具体药物不详),症状无明显好转。今为进一步治疗就诊。症见:神清、神萎,心悸,胸闷,活动后症状明显加重,且伴有乏力、头昏,无一过性黑矇,时感恶心欲吐,精神、饮食、睡眠差,二便正常,近期体重未见明显增减。既往有"脑供血不足"病史,对"氨茶碱"过敏。体格检查:体温36.2 ℃,脉搏45次/分,呼吸20次/分,血压133/76 mmHg。体格检查合作,双肺无呼吸性杂音及干、湿啰音,腹部无压痛及反跳痛,心前区无隆起,心界无扩大,心率45次/分,心律齐,心脏各瓣膜听诊区未闻及病理性杂音。双下肢无水肿。四肢肌力、肌张力正常。生理反射存在,病理征未引出。舌淡红苔薄白,脉缓。行辅助检查,心电图:窦性心动过缓、心电轴右偏。心脏彩超:各房室内径正常范围;左心功能正常;三尖瓣少量反流。随机末梢血糖:8.5 mmol/L。

中医诊断:心悸(心阳不足)。

西医诊断:①病态窦房结综合征;②脑供血不足。

治法:养心血,益心气,温心阳。

处方:温阳益气复脉汤加味。黄芪30 g,檀香10 g(后下),丹参15 g,细辛9 g,醋五味子10 g,麦冬30 g,桂枝10 g,西洋参10 g,仙鹤草30 g,炙甘草10 g。7剂,每日1剂,煎取300 mL,每日3次,每次100 mL。

二诊(2018年1月22日):患者诉仍感心悸不适,胸闷较前稍有缓解,仍感头昏,无一过性黑矇,无恶心呕吐,无肢体浮肿等,精神、饮食、睡眠差,二便正常。舌淡红苔薄白,脉缓。体格检查:体温36.5 ℃,脉搏50次/分,呼吸23次/分,血压125/72 mmHg。神清、神萎,体格检查合作。双肺呼吸音粗,双肺未闻及明显啰音。无胸膜摩擦音,心前区无隆起,心界无扩大,心率50次/分,心律齐,心脏各瓣膜听诊区未闻及病理性杂音。考虑患者病情较前稍好转,继续予初诊方7剂,每日1剂,煎取300 mL,每日3次,每次100 mL。

三诊(2018年1月30日):患者神清、神萎,精神焦虑,心悸较前缓解,仍感头昏及胸闷,但较入院时有所缓解,无一过性黑矇,无恶心呕吐,精神、饮食、睡眠均改善,二便正常。体格检查:生命体征平稳,余无特殊。舌淡红苔薄白,脉缓。在初诊方基础上加桂枝15 g。7剂,每日1剂,煎取300 mL,每日3次,每次100 mL。

四诊(2018年2月7日):患者神清,心悸及头昏较前明显好转,胸闷较前好转,无一过性黑矇,无恶心呕吐,精神、饮食、睡眠可,二便正常。舌淡红苔薄白,脉缓。体格检查:双肺未见异常,心前区无隆起,心界无扩大,心率53次/分,心律齐,心脏各瓣膜听诊区未闻及病理性杂音。动态心电图:窦性心律不齐;心率变异性分析正常。患者病情较前好转,结合患者动态心电图检查结果及病史特点,考虑病态窦房结综合征。在三诊方基础上减檀香。7剂,每日1剂,煎取300 mL,每日3次,每次100 mL。

五诊(2018年2月15日):患者神清、神可,胸闷较前明显好转,偶有心悸,未见明显头昏,无咳嗽咳痰,无胸痛咯血,无一过性黑矇,无恶心呕吐,精神、饮食、睡眠较前改善,二便正常。体格检查:生命体征平稳。舌淡红苔薄白,脉缓。患者病情较前好转,考虑当前治疗有效,继续予四诊方7剂,每日1剂,煎取300 mL,每日3次,每次100 mL。

六诊(2018年2月23日):患者神清、神可,未见明显头昏不适,无心慌,无心悸,一般情况可,二便正常。体格检查:双肺未闻及异常,心前区无隆起,心界无扩大,心率65次/分,心律齐,心脏各瓣膜听诊区未闻及病理性杂音。心电图:正常。舌淡红苔薄白,脉弦。调整用药如下:黄芪20 g,檀香6 g(后下),丹参10 g,细辛3 g,醋五味子10 g,麦冬30 g,茯苓20 g,西洋参6 g,炙甘草10 g。7剂,每日1剂,煎取300 mL,每日3次,每次100 mL。

七诊(2018年3月10日):患者诉已停药,无头晕、心悸、胸闷,心率66次/分。舌淡红苔薄黄,脉弦。嘱患者以西洋参3 g温水泡服,每日服2次,连服1个月,随诊。

【验案二】

患者,男,58岁,汉族,因"阵发性心悸2年,再发1周"于2015年4月8日就诊。

初诊:患者2年前无明显诱因出现阵发性心悸,心悸时自觉心跳剧烈,伴胸闷气促,潮热,汗多,有头痛,心悸阵发性发作,发作无明显诱因,一般持续10分钟后自行缓解,无头昏晕厥,无畏寒发热,无呼吸困难,未予重视。1周前患者无明显诱因上诉症状再发,心悸时潮热盗汗,持续10分钟后自行缓解,偶有干咳,于某院检查,考虑病态窦房结综合征,口服药物(具体不详)治疗,症状无明显减轻。今为进一步治疗就诊。症见:神清、神萎,阵发性心悸,心悸时潮热盗汗,偶有咳嗽,上腹部隐痛,饮食、睡眠欠佳,大便正常,小便时有灼热感。体格检查:体温36.6 ℃,脉搏47次/分,呼吸20次/分,血压130/72 mmHg。神志清楚,体格检查合作。双耳听力稍减退。心前区无隆起,心率47次/分,双肺无呼吸性杂音及干、湿啰音,腹部无压痛及反跳痛。双下肢无水肿。四肢肌力、肌张力正常。生理反射存在,病理征未引出。舌红苔薄白,脉缓。行辅助检查,空腹末梢血糖:4.8 mmol/L;心电图:心率47次/分,窦性心律不齐;胸部X线摄影:未见双肺纹理紊乱增粗。

中医诊断:心悸(心阳不足)。

西医诊断:①心律失常;②病态窦房结综合征。

治法:益气养心,温心阳,复脉。

处方:温阳益气复脉汤加减。黄芪30 g,檀香10 g(后下),丹参15 g,细辛6 g,醋五味子10 g,麦冬30 g,桂枝10 g,西洋参10 g,仙鹤草20 g,炙甘草10 g。7剂,每日1剂,煎取300 mL,每日3次,每次100 mL。

二诊(2015年4月15日):患者神清,心悸、胸闷、气促较前好转,头昏、头痛较前减轻,偶有轻声咳嗽,上腹部疼痛减轻,饮食佳,睡眠好,二便正常。体格检查:生命体征平稳。双耳听力稍减退。心、肺、腹未见明显异常。双下肢无水肿。舌红苔薄白,脉缓。行辅助检查,心电图:心率50次/分,心律不齐;心脏彩超:右心室及左心房增大,肺动脉增宽;左心室弛张功能减低;二尖瓣、三尖瓣少量反流。考虑患者病情较前好转,在初诊方基础上加茯苓30 g、金银花15 g。7剂,每日1剂,煎取300 mL,每日3次,每次100 mL。

三诊(2018年4月22日):患者神清,偶有心悸,无头昏、头痛,饮食、睡眠可,二便正常。舌淡红苔薄黄,脉弦弱。体格检查:生命体征平稳。心率61次/分,余无明显阳性体征。考虑患者病情好转,在二诊方基础上减檀香。7剂,每日1剂,煎取300 mL,每日3次,每次100 mL。

四诊(2018年4月30日):患者无明显心悸,一般活动无胸闷气促症状,无咳嗽咳痰,无潮热盗汗等,饮食、睡眠可,二便正常。舌淡红苔薄黄,脉弦弱。体格检查:生命体征平稳。心率64次/分,心律齐,未闻及病理性杂音。考虑患者病情较前明显好转,在三诊方基础上减金银花,加苏木10 g。7剂,每日1剂,煎取300 mL,每日3次,每次100 mL。

五诊(2018年5月12日):患者神清,无心悸,无胸闷气促,偶有口干苦,饮食、睡眠尚可,二便正常。体格检查:生命体征平稳。心率64次/分,心律齐,未闻及病理性杂音。肺、腹未见明显异常。双下肢无水肿。嘱停药,随诊。

【按语】

温阳益气复脉汤主治心阳不足之心悸怔忡,胸憋气短,脉象迟滞结代等。心悸病位在心,本虚标实之证。《诸病源候论》:"心为诸脏主而藏神,其正经不可伤,伤之而痛,为真心痛。"《素问》:"心痹者,脉不通。"《景岳全书》:"善补阳者,必于阴中求阳。"本方在临床上具有明显缓解胸憋,提高心率的作用,从而改善临床症状。在运用本方时,应详辨阴阳、虚实,把握药物剂量,配方合理,方可有效。

不孕症

不孕症是指育龄期女子婚后,夫妇同居 2 年以上,配偶生殖功能正常,未避孕而未受孕,或曾受孕,未避孕又 2 年以上未再受孕,称为不孕症,前者称为"原发性不孕症",后者称为"断绪"。

不孕症的病因常见有肾虚、肝郁、痰湿、血瘀等,主要与肾气不足、冲任气血失调有关。

方名:益肾调经汤。

方药:覆盆子 20 g,金樱子 30 g,当归 15 g,马鞭草 15 g,马齿苋 15 g,芡实 15 g,蒲公英 20 g,醋香附 15 g,醋延胡索 15 g,炒枳壳 15 g,甘草 6 g。

功效:益肝肾,理血调经,化湿。

主治:月经不调、经行腹痛、经量少或有少量血块、排卵功能障碍、盆腔炎等。

用法:每日 1 剂,煎取 300 mL,每日 3 次,每次 100 mL。

方解:覆盆子味甘、酸,性温,归肝、肾、膀胱经,具有益肾、固精缩尿、养肝明目等功效,用于治疗遗精、滑精、遗尿、尿频、阳痿、早泄、目暗昏花等,《本草正义》谓:"覆盆,为滋养真阴之药,味带微酸,能收摄耗散之阴气而生精液,故寇宗奭谓益肾缩小便,服之当覆其溺器,语虽附会,尚为有理。"金樱子味酸、甘、涩,性平,归肾、膀胱、大肠经,具有固精缩尿、固崩止带、涩肠止泻等功效。当归味甘、辛,性温,归肝、心、脾经,具有补血活血、调经止痛、润肠通便等功效。马鞭草味苦,性凉,归肝、脾经,具有清热解毒、活血散瘀、利水消肿等功效。马齿苋味酸,性寒,归肝、大肠经,具有清热解毒、凉血止血、止痢等功效。芡实味甘、涩,性平,归脾、肾经,具有益肾固精、补脾止泻、除湿止带等功效。蒲公英味苦、甘,性寒,归肝、胃经,具有清热解毒、消肿散结、利尿通淋等功效。醋香附味辛、微苦、微甘,性平,归肝、脾、三焦经,具有疏肝解郁、理气宽中、调经止痛等功效。醋延胡索味辛、苦,性温,归肝、脾经,具有活血、行气、止痛等功效。炒枳壳味苦、辛、酸,性微寒,归脾、胃经,具有理气宽中、行滞消胀等功效。甘草味甘,性平,归心、胃、脾、肺经,调和诸药。诸药合用,益肝肾,理血调经,化湿。

【验案一】

患者,女,29 岁,汉族,农民,因"结婚 4 年,未受孕,小腹疼痛 3 天"于 2016 年 3 月 12 日就诊。

初诊:患者平素月经周期规律,初潮 14 岁,周期 28～30 天,经期 5～6 天,经量正常,少量凝血块,时有痛经,白带正常,无异味。4年前结婚,婚后夫妻生活正常,未避孕,但一直未受孕,曾就诊于某医院治疗(疗法具体不详)后无果。3天前无明显诱因出现小腹疼痛,无阴道流血、流液,无畏寒发热,无腹泻等,自服药物(具体不详)治疗后症状无明显减轻。今为进一步治疗就诊。症见:结婚4年,未避孕,一直未受孕,精神、饮食、睡眠可,经量少,色黑,小腹时有疼痛,二便正常。体格检查:体温36.8 ℃,脉搏76次/分,呼吸20次/分,血压122/75 mmHg。心、肺、脾未见明显异常,腹平软,下腹部无明显压痛,无反跳痛及肌紧张,移动性浊音阴性,肝、脾无肿大,肾区无叩击痛,双下肢无水肿。生理反射存在,病理征未引出。舌淡红苔黄,脉弦细。行辅助检查,妇科B超:子宫大小约52 mm×48 mm×40 mm,形态正常,宫壁回声均匀,宫腔线居中,子宫内膜厚约11.6 mm,回声不均,宫颈不大,回声均匀;双侧卵巢回声可见,双附件区未见明显包块回声;盆腔未见液性区。诊断意见:子宫内膜回声不均。

中医诊断: 不孕症(肾虚肝郁)。

西医诊断: 原发性不孕症。

治法: 益肝肾,理血调经,化湿。

处方: 益肾调经汤。覆盆子20 g,金樱子30 g,当归15 g,马鞭草15 g,马齿苋15 g,芡实15 g,蒲公英20 g,醋香附15 g,醋延胡索15 g,炒枳壳15 g,甘草6 g。7剂,每日1剂,煎取300 mL,每日3次,每次100 mL。

二诊(2016年3月19日):患者诉无腹痛,余无特殊不适。舌淡红苔黄,脉弦细。体格检查:生命体征平稳,心、肺、脾未见明显异常。妇科体格检查同前。行辅助检查,血常规:中性粒细胞73.40%,淋巴细胞18.80%,嗜碱性粒细胞0.20%,血小板体积分布宽度11.90%。在初诊方基础上减醋延胡索,加女贞子30 g。7剂,每日1剂,煎取300 mL,每日3次,每次100 mL。

三诊(2016年3月26日):患者诉无恶心呕吐,无经闭等,精神、饮食可,睡眠欠佳,二便正常。舌淡红苔黄,脉弦细。以益肝肾、温经理血为法,调整用药如下:覆盆子20 g,金樱子30 g,当归15 g,马鞭草15 g,马齿苋15 g,芡实15 g,蒲公英15 g,醋香附15 g,炒枳壳15 g,肉桂6 g,白芍12 g。7剂,每日1剂,煎取300 mL,每日3次,每次100 mL。

四诊(2016年4月4日):患者诉3月28日月经按时来,经期5天,经量正常,经色淡红,余无特殊不适。体格检查无特殊。因患者目前病情无特殊,舌淡苔黄,脉弦。以益肝肾、疏肝解郁、理血调经为法,调整用药如下:覆盆子20 g,金樱子20 g,当归15 g,芡实15 g,醋香附15 g,炒枳壳15 g,肉桂3 g,吴茱萸3 g,白芍15 g。30剂,每日1剂,煎取300 mL,每日3次,每次100 mL。

五诊(2016年5月5日):患者诉4月25日月经按时来,经期6天,经量正常,经色淡红。舌淡红苔黄,脉弦细。余未诉特殊不适,体格检查无特殊。嘱停止服药,正常备孕。

六诊(2016年7月28日):患者复查,诉停经2个月,末次月经2016年5月20日,有性生活,未避孕,最近1周出现恶心、困倦、嗜睡等不适感,无头晕眼花、无呕吐、腹痛等。舌淡红苔黄,脉弦。体格检查:生命体征平稳,心、肺、脾未见明显异常。行辅助检查,尿妊娠试验:阳性;人绒毛膜促性腺激素:1568 IU/mL;B超:宫内早孕。诊断:早孕。嘱其到产科门诊正常检查。

【验案二】

患者,女,33岁,汉族,职工,因"结婚3年,未孕"于2015年4月21日就诊。

初诊: 患者月经初潮12岁,周期30~35天,经期3~5天,经量偏少,时有少量凝血块,每次月经来潮均伴有痛经,白带正常,无异常气味。3年前结婚,婚后夫妻生活正常,从未采取避孕措施,至今未受孕,曾多次就诊于某医院,行相关检查未见明显异常,亦于院外服用中药(具体不详)治疗,均无果。今仍为中医治疗就诊。症见:结婚3年,未避孕,一直未受孕,精神、饮食、睡眠可,二便正常。舌淡红苔黄有瘀点,脉弦细。体格检查:体温36.2℃,脉搏79次/分,呼吸20次/分,血压124/76 mmHg。心、肺、腹未见明显异常,双下肢无水肿。生理反射存在,病理征未引出。院外曾行妇科B超:双侧卵巢回声可见,双附件区未见明显包块回声,盆腔少量液性暗区。

中医诊断: 不孕症(肾虚肝郁)。

西医诊断: 原发性不孕症。

治法: 益肝肾,理血调经,化湿。

处方: 益肾调经汤加味。覆盆子20 g,金樱子30 g,当归15 g,马鞭草15 g,马齿苋15 g,芡实15 g,蒲公英20 g,醋香附15 g,醋延胡索15 g,败酱草20 g,炒枳壳15 g,甘草6 g。7剂,每日1剂,煎取300 mL,每日3次,每次100 mL。

二诊(2015年4月28日):患者精神、饮食可,睡眠欠佳,二便正常。体格检查:生命体征平稳,心、肺、腹未见明显异常。舌淡红苔黄有瘀点,脉弦细。妇科体格检查无特殊。行辅助检查,血常规、凝血功能、肝功能、肾功能、葡萄糖、电解质等无明显异常。患者平素无特殊不适,现诉夜间休息欠佳,以宁心安神为法,在初诊方基础上加炒酸枣仁30 g,茯神30 g。7剂,每日1剂,煎取300 mL,每日3次,每次100 mL。

三诊(2015年5月5日):患者精神、饮食可,睡眠欠佳,月经按时来潮,经期3天,经量少,经色淡黑,无小腹隐痛,余无特殊不适,二便正常。舌淡红苔黄有瘀点,脉弦细。以益肝肾、温经理血、化瘀为法,调整用药如下:覆盆子20 g,金樱子30 g,当归15 g,益母草30 g,女贞子20 g,菟丝子20 g,芡实15 g,醋香附15 g,炒枳壳15 g,肉桂6 g,白芍12 g。7剂,每日1剂,煎取300 mL,每日3次,每次100 mL。

四诊(2015年5月12日):患者精神、饮食可,睡眠欠佳,余无特殊不适,二便正常。舌淡红苔黄,脉弦。继续服三诊方14剂,每日1剂,煎取300 mL,每日3次,每次100 mL。

五诊(2015年5月27日):患者精神、睡眠可,月经按时来潮,经期4~5天,经量多,经色淡红,二便正常。生命体征正常。继续服三诊方7剂,每日1剂,煎取300 mL,每日3次,每次100 mL。嘱服完中药后,正常备孕。

六诊(2015年9月12日):患者复诊,诉已停经近2个月,伴有恶心欲吐及厌油,全身乏力,时有头晕。行辅助检查,尿妊娠试验:阳性;人绒毛膜促性腺激素:1926 IU/mL;B超:宫内早孕。诊断:早孕。目前患者为早孕阶段,嘱其注意休息,适当活动,加强营养,到产科门诊定期检查。

【按语】

古有"调经种子"之说,故每求孕,调经是一个先决条件。《女科要旨》:"妇人无子,皆由经水不调。经水所以不调者,皆由内有七情之伤、外有六淫之感,或气血偏盛、阴阳相乘所致。"女性不孕多由肾气不足,精亏血少,痰湿瘀阻下焦,或肝郁气滞,冲任失调所致。益肾调经汤益肝肾,温经理血,温化任脉中之痰湿,待任脉通,太冲脉盛,月事以时下,即可摄精受孕。

骨痹

骨痹属于五脏痹之一。凡由六淫之邪侵扰人体筋骨关节，闭阻经脉气血，出现肢体沉重、关节剧痛，甚至发生肢体拘挛屈曲，或强直畸形者谓之骨痹。

骨痹的病因病机主要是骨髓空虚，致邪气乘隙侵袭，风寒湿邪内搏于骨所致骨节疼痛，肢体沉重。骨痹的外因并不只限于感受寒邪，六淫之邪皆可致病。

方名：独活通络汤。

方药：独活20 g，桑寄生15 g，盐杜仲15 g，盐续断15 g，白花蛇1条（兑服），煅自然铜10 g（先煎），威灵仙30 g，骨碎补10 g，锁阳15 g，全蝎6 g（兑服），透骨草30 g，大血藤10 g，寻骨风10 g，牛膝15 g。

功效：补益肝肾，活络止痛，强筋壮骨。

主治：腰痛、下肢疼痛、关节炎、腰肌劳损、增生性骨关节病等。

用法：每日1剂，煎取300 mL，每日3次，每次100 mL。

方解：方中独活味辛、苦，性微温，归肾、膀胱经，具有祛风除湿、通痹止痛等功效，《本草汇言》谓："独活，善行血分，祛风行湿散寒之药也。"桑寄生味苦、甘，性平，归肝、肾经，具有祛风湿、补肝肾、强筋骨等功效。盐杜仲味甘、微辛，性温，归肝、肾经，具有补肝肾、强筋骨等功效。盐续断味苦、辛，性微温，归肝、肾经，具有补肝肾、强筋骨、调血脉、续折伤等功效。白花蛇味甘、性平，归肺、脾、肝经，具有祛风湿、通经络、解痉止痛等功效。煅自然铜味辛，性平，归肝经，具有散瘀止痛、续筋接骨等功效，用于治疗跌打损伤、筋骨折伤、瘀肿疼痛。威灵仙味辛、咸，性温，归膀胱经，具有祛风湿、通经络等功效。骨碎补味苦，性温，归肝、肾经，具有补肾疗虚、活血续伤等功效。全蝎味咸、辛，性平，有毒，入肝经，具有祛风止痉、活络止痛等功效。锁阳味甘，性温，归肝、肾、大肠经，具有补肝肾、益精血等功效。大血藤味苦，性平，归大肠、肝经，具有清热解毒、活血、祛风止痛等功效。透骨草味辛，性温，归肝、肾经，具有祛风除湿、舒筋活血、散瘀消肿、解毒止痛等功效。寻骨风味辛、苦，性平，归肝、胃经，具有祛风通络、止痛等功效。牛膝味苦、甘、酸，性平，归肝、肾经，具有逐瘀通经、补肝肾、强筋骨、引血下行等功效。诸药合用，共达补益肝肾、活络止痛、强筋壮骨之效。

【验案一】

患者，男，53岁，汉族，因"双下肢疼痛7年，加重1个月"于2018年9月3日就诊。

初诊：7年前无明显诱因出现双下肢疼痛，行走时症状加重，无神疲肢乏，无突然昏倒，无畏寒发热，无恶心呕吐，无胸闷气短，无皮肤破溃，无夜间潮热盗汗等。曾就诊于某医院，行相关检查，明确诊断为"股骨头坏死2期"，予药物（具体不详）治疗。多年来服用各种药物，但疗效不明显。今为系统治疗就诊。症见：神清、神萎，双下肢疼痛，行走时进行性加重，休息后好转，时感四肢乏力，无神疲肢乏，无突然昏倒，无畏寒发热，无皮肤破溃，无夜间潮热盗汗，精神、睡眠欠佳，饮食尚可，二便调。体格检查：体温36.3 ℃，脉搏72次/分，呼吸21次/分，血压126/69 mmHg。体型偏胖，慢性病面容。心、肺、腹未见明显异常。双下肢无水肿。四肢关节不红肿。四肢肌力、肌张力均正常。生理反射存在，病理征未引出。舌红苔黄腻，脉弦。行辅助检查，随机末梢血糖：6.2 mmol/L。

中医诊断：骨痹（肝肾亏虚）。

西医诊断：股骨头坏死2期。

治法：补益肝肾，活络止痛，续筋壮骨。

处方：独活通络汤加味。独活30 g，桑寄生15 g，秦艽10 g，盐杜仲20 g，盐续断20 g，白花蛇1条（兑服），煅自然铜15 g（先煎），威灵仙30 g，骨碎补15 g，锁阳15 g，刘寄奴10 g，透骨草30 g，大血藤10 g，全蝎6 g（兑服），寻骨风10 g，牛膝15 g。30剂，每日1剂，煎取300 mL，每日3次，每次100 mL。

二诊（2018年10月4日）：患者双下肢疼痛较前稍有缓解，行走后疼痛较为明显，无肢体麻木，偶有头昏及肢体乏力等，无一过性黑矇，无突然昏倒，无畏寒发热，无恶心呕吐，精神、饮食可，睡眠较差，二便正常。舌红苔黄，脉弦。考虑患者肢体疼痛较前好转，但睡眠较差，故调整用药如下：独活20 g，盐杜仲20 g，秦艽10 g，桑寄生20 g，盐续断20 g，白花蛇1条（兑服），煅自然铜15 g（先煎），威灵仙30 g，骨碎补10 g，锁阳15 g，血竭3 g（兑服），透骨草30 g，大血藤10 g，寻骨风10 g，夜交藤15 g，茯神30 g，牛膝15 g。30剂，每日1剂，煎取300 mL，每日3次，每次100 mL。

三诊（2018年11月4日）：患者双下肢疼痛减轻，未感明显头昏，无肢体乏力及心慌胸闷等，睡眠改善，二便正常。舌红苔黄腻，脉弦。体格检查同二诊。考虑目前患者病情好转，故继续服二诊方30剂，每日1剂，煎取300 mL，每日3次，每次100 mL。

四诊（2018年12月5日）：患者自觉双下肢无疼痛感，步行正常，余无特殊不适，一般情况可。舌红苔黄腻，脉弦。体格检查：生命体征正常，心、肺、腹未见明显异常。结合患者病情，继续服二诊方30剂，每日1剂，煎取300 mL，每日3次，每次100 mL。

五诊（2019年2月6日）：患者诉已停药1个月，无双下肢疼痛，步履正常。嘱不要使重力，随诊。

【验案二】

患者，男，68岁，汉族，因"反复右膝关节疼痛2年，再发加重1个月"于2013年3月18

日就诊。

初诊：患者2年前无明显诱因出现右膝关节疼痛，呈间歇性发作，阵发性加重，行走后疼痛尤为明显，无肢体肿胀，无肢体麻木及抽搐等。曾就诊于某医院，检查提示右膝关节骨质增生，左侧股骨头坏死，经药物（具体不详）治疗后症状稍有缓解，但其后呈反复发作，时感腰膝酸软。外院医生曾建议手术治疗，患者拒绝。1个月前因劳累后右膝关节再发疼痛，且较前加重，活动度较差，疼痛严重时需人搀扶行走，无肢体麻木，无心慌胸闷等，自服止痛药（具体不详）后症状时轻时重。今为进一步治疗就诊。症见：神清、神萎，右膝关节疼痛，腰膝酸软，精神、睡眠较差，二便正常。体格检查：体温36.5 ℃，脉搏64次/分，呼吸20次/分，血压124/74 mmHg。家属搀扶入院，体格检查合作。心、肺、腹未见明显异常。双下肢无水肿。右膝关节局部不红肿，无触痛。四肢肌力、肌张力均正常。生理反射存在，病理征未引出。舌淡苔白，脉弦。行辅助检查，随机末梢血糖：5.2 mmol/L；右膝关节X线片：右膝关节骨质增生。

中医诊断：骨痹（肝肾亏虚证）。

西医诊断：①左侧股骨头坏死，②右膝关节骨质增生。

治法：补益肝肾，活络止痛。

处方：独活通络汤加减。独活30 g，桑寄生20 g，秦艽20 g，盐杜仲20 g，盐续断20 g，白花蛇1条（兑服），煅自然铜10 g（先煎），威灵仙30 g，骨碎补15 g，锁阳10 g，刘寄奴15 g，透骨草30 g，大血藤15 g，寻骨风15 g，松节15 g，牛膝15 g。30剂，每日1剂，煎取300 mL，每日3次，每次100 mL。

二诊（2017年4月19日）：患者仍感左下肢疼痛，右膝关节疼痛不适，行走后明显，时感腰膝酸软，精神、饮食改善，睡眠欠佳，二便正常。舌红苔黄，脉弦。考虑患者病情较前无特殊变化，故在初诊方基础上减煅自然铜，加血竭3 g（兑服）。30剂，每日1剂，煎取300 mL，每日3次，每次100 mL。

三诊（2017年5月20日）：患者行走后感左下肢疼痛，右膝关节疼痛缓解，休息状态下局部无疼痛，时感口干，精神、饮食、睡眠可，二便正常。舌红苔黄，脉弦。结合患者目前病情，调整用药如下：独活30 g，盐杜仲15 g，秦艽15 g，桑寄生18 g，盐续断20 g，白花蛇1条（兑服），血竭3 g（兑服），威灵仙30 g，骨碎补10 g，生地黄30 g，锁阳15 g，鹿角霜30 g，透骨草15 g，牛膝20 g。30剂，每日1剂，煎取300 mL，每日3次，每次100 mL。

四诊（2017年6月20日）：患者诉左下肢无疼痛，右膝关节无疼痛，活动尚可，能自行站立及行走，但步行距离较短，腰膝酸软症状减轻，余无特殊不适，一般情况可。体格检查：生命体征正常，心、肺、腹未见明显异常。继续服三诊方30剂，每日1剂，煎取300 mL，每日3次，每次100 mL。

五诊（2017年7月21日）：患者诉可独自站立及行走，行走距离较前延长，且活动后左下肢、右膝关节无疼痛，偶有腰部酸胀感，精神、饮食、睡眠可，二便正常。患者病情好转，但因临床症状未完全消失，故继续服三诊方7剂，每日1剂，煎取300 mL，每日3次，每次100 mL。

【按语】

　　中医认为与骨痹关系最为密切的为肝、肾二脏。肝主筋,藏血;肾为先天之本,主骨生髓,肾健则髓充,髓满则骨坚。髓枯则筋骨萎软。肾、督两虚,病邪留着筋、骨、关节,湿、痰、浊、瘀互结而致骨痹。独活通络汤补肾、督之虚,利伏脊之邪,使肾、督、膀胱经络通利,舒筋健骨。方中独活止痛,利腰脊间死血。诸药合用,益精补肾,强壮筋骨,肝肾得益,气血通和,湿浊瘀结得以祛除,本方在临床中疗效显著。

月经过少

月经过少是指月经周期正常,经量明显少于既往,经期不足2天,甚至点滴即净,为常见的月经病,亦称"经水涩少、经量过少"。

月经过少的发病机理主要为精亏血少,冲任气血不足,或寒凝瘀阻,冲任气血不畅,血海不足而致。常见病因有肾虚、血虚、血寒和血瘀。

方名: 温经汤。

方药: 当归15 g,川芎10 g,益母草20 g,醋香附15 g,桃仁15 g,肉桂6 g,茜草15 g,炮姜6 g,淫羊藿15 g,川牛膝15 g。

功效: 温经散寒,益肾养血。

主治: 月经稀少,闭经及性腺功能低下等。

用法: 每日1剂,煎取300 mL,每日3次,每次100 mL。

方解: 当归味甘、辛,性温,归肝、心、脾经,具有补血活血、调经止痛、润肠通便等功效。川芎是活血祛瘀的常用药物,味辛,性温,入肝经,具有活血行气、祛风止痛等功效。益母草味苦、辛,性微寒,归肝、心包、膀胱经,具有活血调经、利尿消肿、清热解毒等功效,《本草纲目》谓:"益母草之根、茎、花、叶、实,并皆入药,可同用。若治手、足厥阴血分风热,明目益精,调女人经脉,则单用茺蔚子为良。"醋香附味辛、微苦、微甘,性平,归肝、脾、三焦经,具有疏肝解郁、理气宽中、调经止痛等功效。桃仁味苦、甘,性平,归心、肝、大肠经,具有活血祛瘀、润肠通便等功效。肉桂味辛、甘,性大热,归肾、脾、心、肝经,具有补火助阳、散寒止痛、温经通脉、引火归原等功效。茜草味苦,性寒,具有凉血止血、祛瘀通经等功效。炮姜味辛,性热,归脾、胃、肾经,具有温经止血、温中止痛等功效。淫羊藿味辛、甘,性温,归肝、肾经,具有补肾壮阳、保护心血管、预防贫血等功效。川牛膝味甘、微苦,性平,归肝、肾经,具有逐瘀通经等功效。诸药合用,温经散寒,益肾养血。

【验案一】

患者,女,27岁,汉族,已婚,因"月经紊乱2个月"于2018年5月21日就诊。

初诊: 平素月经规律,周期28~30天,经期2~3天,经量正常,经色正常,无血凝块,无痛经。2个月前患者因胎盘植入行手术治疗后出现月经紊乱,周期延长1个月,且月经来潮时经量较少,有少许血凝块,每日用1~2片卫生巾,均未湿透,伴下腹胀痛、头昏、肢体乏力,无心悸、胸闷。今为求中医药治疗就诊。症见:月经周期延长1个月,且月经来潮时经量较少,有少量血凝块,伴下腹胀痛,头昏,肢体乏力。近来精神差,饮食、睡眠可,二便正常。体格检查:体温36.2 ℃,脉搏90次/分,呼吸20次/分,血压141/81 mmHg。心、肺、腹未见明显异常。双下肢无水肿。生理反射存在,病理未引出。舌淡红苔薄白,脉沉细。行辅助检查,妇科B超:子宫大小约51 mm×45 mm×35 mm,形态正常,宫壁回声均匀,子宫内膜厚约7.8 mm,回声不均匀,宫内未见节育环回声,宫颈不大,回声均匀;双侧卵巢回声可见,双附件未见明显包块;盆腔内未见液性区。诊断意见:子宫内膜回声不均匀。

中医诊断:月经过少(肾虚血亏,寒伤冲任)。

西医诊断:月经失调。

治法:温经散寒,活血调经。

处方:温经汤。当归15 g,川芎10 g,益母草20 g,醋香附15 g,桃仁15 g,肉桂6 g,茜草15 g,炮姜6 g,淫羊藿15 g,川牛膝15 g。5剂,每日1剂,煎取300 mL,每日3次,每次100 mL。

二诊(2018年5月26日):患者诉小腹隐痛,阴道少量流血,时感头昏,肢体乏力,无心慌胸闷,无恶心呕吐等,精神欠佳,饮食、睡眠尚可,二便正常。舌淡红苔薄白,脉沉。体格检查:生命体征平稳,心、肺未见明显异常。行辅助检查,心电图、胸部X线摄影:正常;人绒毛膜促性腺激素:0.32 mIU/mL;性激素六项:正常。在初诊方基础上加艾叶15 g。4剂,每日1剂,煎取300 mL,每日3次,每次100 mL。

三诊(2018年5月29日):患者诉小腹疼痛较前减轻,头昏症状较前无明显缓解,精神欠佳,睡眠、饮食可,二便正常。舌淡红苔薄白,脉沉。体格检查:生命体征平稳,心、肺、腹未见明显异常。考虑患者头昏、乏力症状仍在,故在二诊方基础上加天麻15 g、葛根15 g、桑枝15 g。4剂,每日1剂,煎取300 mL,每日3次,每次100 mL。

四诊(2018年6月5日):患者诉阴道少量流血,带少量瘀血团块,感轻微头昏乏力,无腰骶部疼痛及肛门坠胀等,精神、睡眠、饮食可,二便正常。舌淡红苔薄白,脉沉。因患者阴道流血减少,头昏乏力等症状有所缓解,故继续服三诊方4剂,每日1剂,煎取300 mL,每日3次,每次100 mL。

五诊(2018年6月9日):患者诉月经正常,经量适中,色淡红,无小腹疼痛,无头昏乏力,无畏寒、发热,无心悸、胸闷,无尿频、尿急等,精神、睡眠、饮食可,二便正常。舌淡红苔薄白,脉沉。体格检查:生命体征平稳,心、肺、腹未见明显异常。因患者病情明显改善,嘱其继续服三诊方3剂以巩固疗效,每日1剂,煎取300 mL,每日3次,每次100 mL。随诊。

【验案二】

患者,女,34岁,汉族,已婚,因"月经量少1年"于2018年7月12日就诊。

初诊:平素月经规律,周期25~28天,经期2~4天,经量正常,色正常,时有血凝块及痛经。1年前因月经期受凉感冒后开始出现经量减少,卫生巾从以往每日用4~5片(浸透)减少到每日用2~3片(未浸透),时感下腹冷痛,偶有少量血凝块,无明显腹痛,当时未重视,故未诊治。其后每月月经量较前均有所减少,有时每日用卫生巾1~2片,经期2~3天。曾就诊于外院,行相关检查均未发现异常(未见报告单),经西药(具体不详)治疗后月经量变化不大。今为求中医治疗就诊。症见:神清、神可,经量较少,时感下腹冷痛,偶有血凝块,经期缩短,精神、饮食、睡眠尚可,二便正常。体格检查:体温36.7 ℃,脉搏71次/分,呼吸20次/分,血压124/70 mmHg。心、肺、腹未见明显异常。双下肢无水肿。生理反射存在,病理征未引出。舌淡红苔薄白,脉沉细。

中医诊断:月经过少(肾虚血亏,寒伤冲任)。

西医诊断:月经失调。

治法:温肾散寒,活血调经。

处方:温经汤。当归15 g,川芎10 g,益母草20 g,醋香附15 g,桃仁15 g,肉桂6 g,茜草15 g,炮姜6 g,淫羊藿15 g,川牛膝15 g。5剂,每日1剂,煎取300 mL,每日3次,每次100 mL。

二诊(2018年7月17日):患者诉下腹冷痛症状稍缓解,余无特殊不适。精神、饮食、睡眠尚可,二便正常。舌淡红苔薄白,脉沉细。体格检查:生命体征平稳,心、肺、腹未见明显异常。考虑患者病情暂无特殊,继续服初诊方5剂,每日1剂,煎取300 mL,每日3次,每次100 mL。

三诊(2018年7月22日):患者诉昨日月经来潮,仍时有轻微下腹不适,自觉经量较前稍有增多,每日用卫生巾2~3片(浸透),见少量血凝块。精神、饮食、睡眠可,二便正常。舌淡红苔薄白,脉沉细。体格检查:生命体征平稳,心、肺、腹未见明显异常。继续服初诊方4剂,每日1剂,煎取300 mL,每日3次,每次100 mL。

四诊(2018年7月26日):患者诉胁肋部疼痛不适,疼痛程度与情绪波动有关,余无特殊不适。精神、睡眠、饮食可,二便正常。舌淡红苔薄白,脉沉。在初诊方基础上加女贞子15 g。3剂,每日1剂,煎取300 mL,每日3次,每次100 mL。

五诊(2018年7月29日):患者诉胁肋部疼痛明显减轻,无腹痛,无恶心呕吐,无心慌胸闷等。精神、饮食、睡眠可,二便正常。考虑患者病情好转,在四诊方基础上减肉桂。5剂,每日1剂,煎取300 mL,每日3次,每次100 mL。随诊。

六诊(2018年9月3日):患者诉经期5天,经量正常,色正常,嘱停药。

【验案三】

患者,女,30岁,汉族,已婚,因"经量少半年"于2018年6月8日就诊。

初诊:平素月经规律,周期30~32天,经期3~5天,经量正常,色正常,无血凝块,无痛经。半年前患者行人工流产,术后出现经量少,每日用1~2片卫生巾,未浸透,每遇情绪变化时经量均有所变化,且常伴痛经。曾于院外口服药物(具体不详)治疗,效果不佳。今为进一步中医治疗就诊。症见:神清、神可,经量少,每日用1~2片卫生巾,未浸透,每遇情绪变化时经量均有所变化,且常伴痛经。精神、睡眠可,饮食欠佳,二便正常。体格检查:体温36.6 ℃,脉搏73 次/分,呼吸20 次/分,血压134/68 mmHg。体格检查合作。心、肺、腹未见明显异常。双下肢无水肿。生理反射存在,病理征未引出。舌淡红苔薄白,脉沉细。行辅助检查,妇科B超:子宫大小、形态正常;宫壁回声均匀;子宫内膜厚约8.2 mm,回声均匀;宫内未见节育环回声,宫颈不大,回声均匀;双侧卵巢回声可见,附件未见明显包块;盆腔内未见液性区。

中医诊断:月经过少(肾虚血亏,寒伤冲任)。

西医诊断:月经不调。

治法:温肾散寒,活血调经。

处方:温经汤。当归15 g,川芎10 g,益母草20 g,醋香附15 g,桃仁15 g,肉桂6 g,茜草15 g,炮姜6 g,淫羊藿15 g,川牛膝15 g。5剂,每日1剂,煎取300 mL,每日3次,每次100 mL。

二诊(2018年6月13日):患者诉偶感下腹隐痛不适。精神、睡眠尚可,饮食欠佳,二便正常。体格检查:生命体征平稳,心、肺、腹未见明显异常。行辅助检查,凝血功能四项、血常规、肝功能、肾功能、葡萄糖、电解质、血脂及性激素六项均未见明显异常;人绒毛膜促性腺激素:0.42 mIU/mL。在初诊方基础上加延胡索15 g、鸡内金15 g、炒莱菔子10 g。5剂,每日1剂,煎取300 mL,每日3次,每次100 mL。

三诊(2018年6月18日):患者诉月经来潮时月经量较前有所增多,每日用2~3片卫生巾,未感明显下腹疼痛。饮食稍有改善,二便正常。体格检查无特殊。考虑患者在月经期,调整用药如下:当归15 g,川芎10 g,益母草20 g,醋香附15 g,桃仁15 g,肉桂6 g,茜草15 g,蒲黄10 g(包煎),女贞子20 g,淫羊藿15 g,川牛膝15 g。3剂,每日1剂,煎取300 mL,每日3次,每次100 mL。

四诊(2018年6月21日):患者诉服药期间月经量较前有所增多,每日用3~4片卫生巾,无下腹疼痛,一般情况可。生命体征正常,心、肺、腹未见明显异常。患者病情明显好转,嘱其暂停服中药。

五诊(2018年7月17日):患者诉月经来潮时,第一日月经量多,每日用3~4片卫生巾,无下腹疼痛,经色正常。嘱随诊。

【验案四】

患者,女,23岁,汉族,未婚,因"经量少9个月,上月经量较前更少"于2019年4月14日就诊。

初诊:患者9个月前无明显诱因出现经量减少,主要表现为经期每日用卫生巾1~2片

(以往经期每日用卫生巾 3~4 片),偶感下腹不适,伴口干,无明显腹痛、腹胀,无畏寒发热等。曾就诊于外院,行妇科超声检查未见异常,未予特殊处理。上月经量较前更少,1 天就停止,月经不规律。今为中医治疗就诊。症见:神清、神可,经量少,每日用 1~2 片卫生巾,未浸透,1 天就停止,伴口干。精神、饮食可,睡眠欠佳,二便正常。体格检查:体温 36.1 ℃,脉搏 62 次/分,呼吸 20 次/分,血压 116/62 mmHg。体格检查合作。心、肺、腹未见明显异常。双下肢无水肿。生理反射存在,病理征未引出。舌淡红苔薄白,脉沉细。行辅助检查,随机末梢血糖:5.9 mmol/L。

中医诊断:月经过少(肾虚血亏,寒伤冲任)。

西医诊断:月经失调。

治法:温肾散寒,活血调经。

处方:温经汤加减。当归 15 g,川芎 10 g,益母草 20 g,醋香附 15 g,桃仁 15 g,肉桂 6 g,茜草 15 g,女贞子 20 g,淫羊藿 15 g,川牛膝 15 g。4 剂,每日 1 剂,煎取 300 mL,每日 3 次,每次 100 mL。

二诊(2018 年 4 月 18 日):患者诉口干,且夜间较为明显,睡眠欠佳,余无特殊不适。精神、饮食尚可,二便正常。体格检查:生命体征平稳,心、肺、腹未见明显异常。因患者口干症状较为明显,查血糖已排除糖尿病可能,在初诊方基础上加蒲黄 10 g(包煎)。4 剂,每日 1 剂,煎取 300 mL,每日 3 次,每次 100 mL。

三诊(2018 年 4 月 22 日):患者诉月经来潮时,经量较前有所增多,每日用 2~3 片卫生巾(浸透),口干症状有所减轻,未感明显下腹疼痛。睡眠仍欠佳,二便正常。体格检查无特殊。考虑目前患者病情平稳,睡眠欠佳,继续服二诊方 4 剂,每日 1 剂,煎取 300 mL,每日 3 次,每次 100 mL。

四诊(2018 年 4 月 26 日):患者诉本月经量较前增多,口干症状亦明显减轻,无畏寒发热。饮食、睡眠可,二便正常。患者神清、神可,生命体征正常。患者病情明显好转,嘱其停服中药,随诊。

【按语】

温经汤主治妇人寒邪入侵冲任,血海虚冷,气血不足,经脉不调。肾为"天癸"之源,为冲任之主,气血之根;肝藏血,恶抑郁,"妇人以血为本",月经以血为用。月经过少因寒入冲任,郁滞肝经所致,久病留瘀,以温经散寒、益肾养血、化瘀调经为法治疗,以达冲任调和、经量调节,其病愈。

症　瘕

症瘕为妇科症之一，为产后腹中结块所致。本篇指产后胎盘剥离不全，或胎盘剥离后留滞，或胎盘嵌顿，或胎盘粘连，或胎盘植入等。症瘕易导致患者大出血、休克、子宫穿孔、继发感染，甚至死亡，过去常为了抢救患者的生命而紧急切除子宫。近年来，该病的发病率有上升趋势，为了避免患者切除子宫，在挽救病人生命的同时，用中医治疗产后"胞衣不下"，有着重要的意义。

方名：化瘀汤。

方药：覆盆子30 g，益母草20 g，马鞭草15 g，醋香附15 g，当归15 g，仙鹤草30 g，鹿角霜20 g，醋三棱15 g，吴茱萸6 g，醋莪术15 g，败酱草20 g，桃仁15 g。

功效：温肾，化瘀止血。

主治：产后胎盘滞留，子宫增生性病变，产后恶露淋漓不止，或无排卵性功能失调性子宫出血等。

用法：每日1剂，煎取300 mL，每日3次，每次100 mL。

方解：覆盆子味甘、酸，性温，归肝、肾、膀胱经，具有益肾固精、缩尿、养肝明目等功效，《本草通玄》谓："覆盆子，甘平入肾，起阳治痿，固精摄溺，强肾而无燥热之偏，固精而无疑涩之害，金玉之品也。"益母草味苦、辛，性微寒，归肝、心包、膀胱经，具有活血调经、利尿消肿、清热解毒等功效。马鞭草味苦，性凉，归肝、脾经，具有清热解毒、活血散瘀、利水消肿等功效。醋香附味辛、微苦、微甘，性平，归肝、脾、三焦经，具有疏肝解郁、理气宽中、调经止痛等功效。当归味甘、辛，性温，归肝、心、脾经，具有补血活血、调经止痛、润肠通便等功效。仙鹤草味苦、涩，性平，归肝、心经，具有收敛止血、截疟、止痢、解毒、补虚等功效。鹿角霜味咸、涩，性温，归肝、肾经，具有温肾助阳、收敛止血等功效。醋三棱味辛、苦，性平，归肝、脾经，具有破血行气、消积止痛等功效。吴茱萸味辛、苦，性热，归肝、脾、胃、肾经，具有散寒止痛、降逆止呕、助阳止泻功效。醋莪术味辛、苦，性温，归肝、脾经，具有行气破血，消积止痛等功效。败酱草味辛、苦，性凉，入肝、胃、大肠经，具有清热解毒、祛瘀排脓等功效。桃仁味苦、甘，性平，归肝、心、大肠经，具有活血祛瘀、润肠通便、止咳平喘等功效。诸药合用，温肾、化瘀止血。

【验案一】

患者,女,28岁,汉族,农民,因"产后阴道不规则流血22天"于2016年3月25日就诊。

初诊: 患者22天前在某医院产一男婴,胎盘剥离时出血,经治疗,血流未止,量少。今为求中医治疗就诊。症见:阴道少量流血,伴下腹轻微胀痛,无头昏,无肢体乏力。近来精神尚可,饮食、睡眠可,二便正常。体格检查:体温37.5 ℃,脉搏86次/分,呼吸20次/分,血压129/83 mmHg。心、肺未见明显异常,腹平软,脐下轻压痛。双下肢无水肿。生理反射存在,病理征未引出。舌淡红苔薄黄有瘀点,脉沉细。行辅助检查,妇科B超:宫腔形态正常,胎盘滞留,宫内有约18 mm×15 mm×16 mm血块;盆腔内未见液性区。诊断意见:胎盘滞留。

中医诊断: 症瘕(肝肾阴虚)。

西医诊断: 胎盘滞留。

治法: 温肾、化瘀止血。

处方: 化瘀汤。覆盆子30 g,益母草20 g,马鞭草15 g,醋香附15 g,当归15 g,仙鹤草30 g,鹿角霜20 g,醋三棱15 g,吴茱萸6 g,醋莪术15 g,败酱草20 g,桃仁15 g。7剂,每日1剂,煎取300 mL,每日3次,每次100 mL。

二诊(2016年4月2日): 患者诉仍有阴道流血,下腹胀痛减轻,无恶心呕吐,无心悸胸闷,无外阴、阴道瘙痒等。精神、饮食、睡眠尚可,二便正常。舌淡红苔薄黄有瘀点,脉沉细。体格检查:生命体征平稳,心、肺、腹未见明显异常。行辅助检查,心电图:正常;血常规:白细胞计数$4.59×10^9$/L,红细胞计数$4.80×10^{12}$/L,血红蛋白102 g/L,血小板计数$158.00×10^9$/L,中性粒细胞百分比71.70%;凝血四项未见明显异常;肝功能、肾功能、葡萄糖、电解质未见明显异常;尿液自动分析+尿沉渣镜检:隐血(+++),尿比重1.030。考虑患者目前阴道仍然流血,在初诊方基础上减鹿角霜,加白茅根30 g。7剂,每日1剂,煎取300 mL,每日3次,每次100 mL。

三诊(2016年4月9日): 患者诉3天前阴道流血块,色黑,次日阴道未流血。精神、饮食、睡眠尚可,二便正常。舌淡红苔薄黄有瘀点,脉细。体格检查:生命体征平稳,妇科B超:宫腔形态正常,胎盘滞留,宫内有约10 mm×8 mm×11 mm血块;盆腔内未见液性区。诊断意见:胎盘滞留。考虑患者目前病情好转,继续予二诊方5剂内服,每日1剂,煎取300 mL,每日3次,每次100 mL。

四诊(2016年4月15日): 患者诉2天前,阴道流血块较多,次日阴道停止流血,无发热畏寒,无外阴、阴道瘙痒等。精神、饮食、睡眠尚可,二便正常。舌淡红苔薄黄,脉细。体格检查:生命体征平稳,心、肺、腹未见明显异常。妇科B超:宫腔形态正常,无宫腔积液。以健脾开胃、暖宫为法,调整用药如下:党参30 g,炒白术15 g,茯苓20 g,覆盆子20 g,益母草15 g,醋香附15 g,当归15 g,仙鹤草15 g,鹿角霜20 g,艾叶10 g,大枣6 g。3剂,每日1剂,煎取300 mL,每日3次,每次100 mL。

五诊(2016年4月19日):患者诉无明显阴道流血、流液。精神、饮食、睡眠佳,二便正常。舌淡红苔薄黄,脉细。体格检查:生命体征正常,心、肺未见明显异常。腹平软,下腹轻压痛,无反跳痛及肌紧张。行辅助检查,心电图:正常;血常规:白细胞计数4.56×10^9/L,红细胞计数5.30×10^{12}/L,血红蛋白108 g/L,血小板计数236.00×10^9/L,中性粒细胞百分比69.70%;尿液自动分析+尿沉渣镜检:隐血(-),尿比重≤1.030。已愈,嘱停止服药,随诊。

【验案二】

患者,女,26岁,汉族,农民,因"产后7天,胎盘滞留"于2017年5月21日就诊。

初诊:患者7天前在某医院产一女婴,胎盘剥离时出血,治疗后血流未止,量少,暂拒做清宫术。今为进一步中医治疗就诊。症见:神清、神可、头昏,阴道少量流血,无腹痛、腹胀,无肢体乏力,饮食、睡眠可,二便正常。体格检查:体温37.1℃,脉搏76次/分,呼吸20次/分,血压125/65 mmHg。心、肺、腹未见明显异常。双下肢无水肿。生理反射存在,病理征未引出。舌淡苔薄黄有瘀点,脉弦细。行辅助检查,妇科B超:宫腔形态正常,胎盘留滞,宫内有约21 mm×18 mm×16 mm血块,盆腔内未见液性区;心电图:正常;血常规:白细胞计数3.58×10^9/L,红细胞计数4.10×10^{12}/L,血红蛋白89.00 g/L,血小板计数169.00×10^9/L,中性粒细胞百分比71.90%;凝血四项未见明显异常;肝功能、肾功能、葡萄糖、电解质未见明显异常;尿液自动分析+尿沉渣镜检:隐血(+++),尿比重≥1.030。

中医诊断:症瘕(肝肾阴虚)。

西医诊断:胎盘滞留。

治法:温肾,化瘀止血。

处方:化瘀汤加减。覆盆子30 g,益母草30 g,马鞭草15 g,醋香附15 g,当归15 g,仙鹤草30 g,鹿角霜20 g,醋三棱15 g,吴茱萸6 g,醋莪术15 g,败酱草20 g,阿胶10 g(烊化),黄芪30 g。7剂,每日1剂,煎取300 mL,每日3次,每次100 mL。

二诊(2017年5月28日):患者诉仍有阴道流血,无恶心呕吐,无心悸、胸闷,无腹痛、腹胀,无外阴、阴道瘙痒等。精神、饮食、睡眠尚可,二便正常。舌淡苔薄黄有瘀点,脉弦细。体格检查:生命体征平稳,心、肺、腹未见明显异常。行辅助检查,心电图:正常;血常规:白细胞计数3.98×10^9/L,红细胞计数4.21×10^{12}/L,血红蛋白95.00 g/L,血小板计数210×10^9/L,中性粒细胞百分比68.90%。考虑患者目前阴道仍然流血,在初诊方基础上减吴茱萸、鹿角霜,加紫草15 g。7剂,每日1剂,煎取300 mL,每日3次,每次100 mL。

三诊(2017年6月5日):患者诉3天前阴道流血块,色黑,次日阴道未流血。精神、饮食、睡眠尚可,二便正常。舌淡红苔薄黄有少许瘀点,脉细。体格检查:生命体征平稳。行辅助检查,妇科B超:宫腔形态正常,胎盘滞留,宫内有约9 mm×12 mm×15 mm血块,盆腔内未见液性区。诊断意见:胎盘滞留。在二诊方基础上减马鞭草。7剂,每日1剂,煎取300 mL,每日3次,每次100 mL。

四诊(2017年6月12日):患者诉1天前阴道流血块增多,随之流出少量暗黑色血,无发热畏寒,无外阴、阴道瘙痒等。精神可,饮食、睡眠尚可,二便正常。舌淡红苔薄黄,脉细。体格检查:生命体征平稳,心、肺、腹未见明显异常。行辅助检查,妇科B超:宫腔形态正常,无宫腔积液。以健脾益气、暖宫为法,调整用药如下:茯苓20 g,太子参20 g,炒白术15 g,覆盆子20 g,益母草15 g,醋香附15 g,当归15 g,仙鹤草15 g,阿胶6 g(烊化),艾叶10 g,大枣6 g。3剂,每日1剂,煎取300 mL,每日3次,每次100 mL。

五诊(2017年6月15日):患者诉无明显阴道流血。饮食可,精神、睡眠佳,二便正常。舌淡红苔薄黄,脉细。体格检查:生命体征无异常,心、肺、腹未见明显异常。行辅助检查,心电图:正常;血常规:白细胞计数 4.32×10^9/L,红细胞计数 4.38×10^{12}/L,血红蛋白108.00 g/L,血小板计数 226.00×10^9/L,中性粒细胞百分比69.70%;凝血四项未见明显异常;肝功能、肾功能、葡萄糖、电解质未见异常;尿液自动分析+尿沉渣镜检:隐血(-),尿比重≤1.030。患者已愈,嘱其停止服药,随诊。

【按语】

验案一和验案二均是患者生产过程中因各种原因不能使胎盘完全剥离而出,滞留宫内,容易产生大出血而危及生命。症瘕的病因是胎盘留滞胞宫,病机是瘀血阻滞胞宫,胞衣不下。因产后患者"多虚多瘀"的特点,用化瘀汤以温肾、补虚劳、破瘀散结、止血,可取得较好的效果。针对"胞衣不下"的治疗,要密切观察患者病情,因症施治,详辨求因,在用药中要详细分析药物配方及用量,防止宫内大出血。在服药过程中,患者如有血块流出,应行妇科B超检查,中病即止,瘀结去,新血生,从而恢复子宫的生理机能。

水 肿

水肿是指体内水液潴留,泛滥肌肤,引起以头面、眼睑、四肢,甚至全身浮肿等为临床特征的一类病症。

水肿的病因有风邪袭表、疮毒内犯、外感水湿、饮食不节及禀赋不足、久病劳倦。其病机主要为肺失通调,脾失传输,肾失开阖,三焦气化不利。

方名: 健脾利湿汤。

方药: 黄芪15 g,茯苓20 g,炒白术15 g,鸡血藤15 g,白茅根30 g,紫草15 g,醋五味子10 g,金银花15 g,仙鹤草30 g,车前子15 g(包煎),车前草15 g。

功效: 健脾益肾,利尿消肿。

主治: 下肢水肿,面部水肿甚至全身水肿,及肾脏疾病、心源性水肿等。

用法: 每日1剂,煎取300 mL,每日3次,每次100 mL。

方解: 黄芪味甘,性微温,归脾、肺经,具有补气固表、托毒排脓、利尿、生肌等功效。茯苓味甘、淡,性平,归心、肺、脾、肾经,具有利水渗湿、健脾、宁心等功效,《本草纲目》谓:"茯苓气味淡而渗,其性上行,生津液,开腠理,滋水源而下降,利小便,故张洁古谓其属阳,浮而升,言其性也;东垣谓其为阳中之阴,降而下,言其功也。"炒白术味苦、甘,性温,归脾、胃经,具有健脾益气、燥湿利水、止汗等功效。鸡血藤味苦,性平,归大肠、肝经,具有活血生血等功效。白茅根味甘,性寒,归肺、胃、膀胱经,具有凉血止血、清热利尿等功效,《神农本草经》谓其:"主劳伤虚羸,补中益气,除淤血,血闭寒热,利小便。"紫草味甘、咸,性寒,归心、肝经,具有凉血、活血、解毒透疹等功效,《神农本草经》谓其:"主心腹邪气五疸,补中益气,利九窍,通水道。"醋五味子味酸、甘,性温,归肺、心、肾经,具有收敛固涩、益气生津、补肾宁心等功效。金银花味甘,性寒,归肺、胃经,具有清热解毒、消炎退肿等功效。仙鹤草味苦、涩,性平,归心、肝经,具有收敛止血、截疟、止痢、解毒、补虚等功效。车前子味甘,性寒,归肝、肾、肺、小肠经,具有清热利尿、通淋、渗湿止泻、明目、祛痰等功效。车前草味甘,性寒,归肝、肾、膀胱经,具有清热利尿、祛痰、凉血、解毒等功效。诸药合用,健脾益肾、利尿消肿。

【验案一】

患者,男,49岁,汉族,农民,因"双下肢水肿1年,再发加重5天"于2011年11月22日就诊。

初诊:1年前患者因受凉感冒后出现双下肢膝关节以下轻度浮肿,就诊于某医院,行相关检查后,诊断为"急性肾小球肾炎",经住院治疗好转后出院,院外继续口服西药(具体不详)治疗,其水肿症状时轻时重,未再次就诊。5天前因受凉后双下肢水肿症状再发,且较前加重,以膝关节至踝关节部明显,伴双眼睑轻微浮肿,活动后有轻微心慌感,神疲乏力,无畏寒发热,无胸闷胸痛,无咳嗽咳痰等,夜间休息差,就诊于当地诊所,予利尿消肿药物(具体不详)口服治疗,其水肿消退不明显。今为进一步中医治疗就诊。症见:双下肢膝关节至踝关节部明显水肿,双侧呈对称性,双眼睑轻微浮肿,时感肢倦乏力,活动后轻微心慌,夜间休息差,精神欠佳,饮食尚可,小便稍减少,大便正常。患者平素体质较弱,易感冒。体格检查:体温36.7 ℃,脉搏89次/分,呼吸20次/分,血压116/69 mmHg。神志清楚,精神欠佳,发育正常,体格检查合作。眼睑轻微水肿,心、肺、腹未见明显异常。双下肢重度凹陷性水肿。生理反射存在,病理征未引出。舌淡红苔薄白,脉沉细。行辅助检查,肾功能:尿酸527.85 μmol/L、肌酐140.81 μmol/L、尿素氮9.51 mmol/L;血常规:红细胞计数3.7×10^9/L、红细胞平均体积90.00FL、血细胞比容30%、血红蛋白95.00 g/L、血小板计数212.00×10^9/L、中性粒细胞百分比73.90%、C-反应蛋白10.48 mg/L;尿常规:尿蛋白(++)、隐血(+++)、白细胞(±);随机末梢血糖:4.6 mmol/L。

中医诊断:水肿(脾肾阳虚)。

西医诊断:慢性肾小球肾炎。

治法:补益脾肾,利尿消肿。

处方:健脾利湿汤。黄芪15 g,茯苓20 g,炒白术15 g,鸡血藤15 g,白茅根30 g,紫草15 g,醋五味子10 g,金银花15 g,仙鹤草30 g,车前子15 g(包煎),车前草15 g。7剂,每日1剂,煎取300 mL,每日3次,每次100 mL。

二诊(2011年11月29日):患者诉双下肢水肿减退,双眼睑浮肿消失,仍时感肢倦乏力,夜间休息仍较差,饮食可,小便量较前增多,大便正常。舌淡红苔薄白,脉沉细。考虑患者水肿症状有所改善,但其夜间睡眠仍差,且有肢倦乏力不适,在初诊方基础上加猪苓15 g。14剂,每日1剂,煎取300 mL,每日3次,每次100 mL。

三诊(2011年12月13日):患者诉时感倦怠乏力、不欲饮食,睡眠有所改善,双下肢水肿消失,二便正常。舌红苔薄黄,脉濡滑。体格检查:生命体征平稳,心、肺、腹未见明显异常。双下肢轻度凹陷性水肿。肾功能:尿酸427.85 μmol/L、肌酐120.12 μmol/L、尿素氮9.61 mmol/L;血常规:红细胞计数3.9×10^9/L、红细胞平均体积80.00FL、血细胞比容30%、血红蛋白96.00 g/L、血小板计数201.00×10^9/L、中性粒细胞百分比73.90%、C-反应蛋白8.48 mg/L;尿常规:尿蛋白(++)、隐血(++)、白细胞(±);随机末梢血糖:5.6 mmol/L。调整用药如下:黄芪20 g,茯苓30 g,白术15 g,鸡血藤10 g,白茅根20 g,猪苓15 g,泽泻10 g,醋五味子10 g,金银花15 g,仙鹤草30 g,淫羊藿15 g,车前子(包煎)30 g,车前草30 g。30剂,每日1剂,煎取300 mL,每日3次,每次100 mL。

四诊(2012年1月14日):患者诉精神尚可,无下肢水肿,二便正常。舌红苔薄黄,脉细。体格检查:生命体征平稳,双下肢水肿消退。继续服三诊方14剂,每日1剂,煎取300 mL,每日3次,每次100 mL。

五诊(2012年1月28日):患者诉双下肢水肿完全消退,无肢体乏力,无心慌胸闷等。精神、饮食、睡眠可,二便正常。体格检查:生命体征平稳,心、肺、腹未见明显异常。双下肢无水肿。四肢肌力、肌张力正常。生理反射存在,病理征未引出。肾功能:尿酸426.42 μmol/L、肌酐103.00 μmol/L、尿素氮1.51 mmol/L。尿常规示:尿蛋白(±)、隐血(−)、白细胞(−)。患者已愈,嘱停止服药,注意休息,随诊。

【验案二】

患者,女,69岁,汉族,农民,因"双下肢反复水肿1年,再发加重1周"于2018年3月18日就诊。

初诊:1年前患者无明显诱因出现双下肢水肿,以踝关节水肿为甚,午后症状明显,活动后无明显心慌胸闷,无咳嗽咳痰,无端坐呼吸及夜间阵发性呼吸困难等,曾就诊于某医院,行相关检查未见明显异常(未见相关检查报告),予利尿剂药物(具体不详)口服治疗后,其水肿症状减轻,故停服药物。之后水肿症状反复发作,因水肿不甚严重,故未正规诊治。1周前无明显诱因水肿症状再发,且较前加重,双下肢膝关节以下均出现水肿,自行按压有凹陷,活动后水肿症状可稍微消退,无活动后心慌喘累,无咳嗽咳痰等,自行服用利尿药物(具体不详)后水肿症状无明显减轻。今为进一步治疗就诊。症见:双下肢水肿,饮食、精神欠佳,睡眠可,二便正常。体格检查:体温36.8 ℃,脉搏74次/分,呼吸20次/分,血压124/72 mmHg。神志清楚,发育正常,体格检查合作。心、肺、腹未见明显异常。双下肢中度凹陷性水肿。生理反射存在,病理征未引出。舌淡红苔薄白,脉沉细。行辅助检查,随机末梢血糖:5.8 mmol/L;血常规:白细胞计数5.3×10^9/L、红细胞平均体积6.3 FL、血细胞比容26.5%、血红蛋白114.00 g/L、血小板计数169.00×10^9/L、中性粒细胞百分比57.34%、C−反应蛋白3.2 mg/L;尿常规:尿蛋白(+)、隐血(−)、白细胞(±);肾功能:尿酸413.42 μmol/L、肌酐111.00 μmol/L、尿素氮1.81 mmol/L。

中医诊断:水肿(脾肾阳虚)。

西医诊断:老年特发性水肿。

治法:补益脾肾,利尿消肿。

处方:健脾利湿汤减味。黄芪15 g,茯苓20 g,炒白术15 g,鸡血藤15 g,白茅根30 g,紫草15 g,醋五味子10 g,金银花15 g,车前子15 g(包煎),车前草15 g。7剂,每日1剂,煎取300 mL,每日3次,每次100 mL。

二诊(2018年3月25日):患者诉自觉午后出现双下肢水肿的症状较前有所减轻,无心慌喘累,无咳嗽咳痰等,饮食稍有改善,余同前。舌淡红苔薄白,脉沉细。患者服药后症状有减轻,考虑治疗有效,故在初诊方基础上减紫草,加猪苓15 g、五加皮15 g。7剂,每日1剂,煎取300 mL,每日3次,每次100 mL。

三诊(2018年4月2日):患者诉间歇性出现双下肢水肿,水肿程度较入院时明显减轻,感轻微倦怠乏力,进食后上腹部饱胀不适,时有呃逆,无恶心呕吐,无胸闷胸痛等,一般情况可。舌红苔薄黄,脉濡。体格检查:生命体征平稳,心、肺、腹未见明显异常。双下肢轻度凹陷性水肿。尿常规:尿蛋白(-)、隐血(-)、白细胞(-)。根据患者症状,调整用药如下:黄芪15 g,茯苓20 g,炒白术15 g,陈皮10 g,丹参10 g,白茅根15 g,金银花15 g,车前子15 g(包煎),车前草15 g。7剂,每日1剂,煎取300 mL,每日3次,每次100 mL。

四诊(2018年4月9日):患者诉精神、睡眠可,无双下肢水肿,进食后无反酸、嗳气、呃逆,无肢体乏力及麻木等,二便正常。舌红苔薄白,脉细。体格检查:生命体征平稳,双下肢水肿消退。尿常规:尿蛋白(-)、隐血(-)、白细胞(-);肾功能:尿酸326.42 μmol/L、肌酐98.00 μmol/L、尿素氮0.51 mmol/L。嘱停止服药,注意休息,随诊。

【验案三】

患者,女,53岁,汉族,农民,因"双下肢反复水肿2年,再发加重2周"于2009年4月11日就诊。

初诊:2年前患者无明显诱因出现双下肢水肿,午后症状明显,活动后心慌胸闷,无咳嗽咳痰,无端坐呼吸及夜间阵发性呼吸困难等,曾就诊于某医院,行相关检查未见明显异常(未见相关检查报告),予利尿剂药物(具体不详)口服治疗后,其水肿症状减轻。之后水肿症状反复发作,因水肿不甚严重故未正规诊治。2周前无明显诱因水肿症状再发,且较前有所加重,自行按压有凹陷,活动后无心慌喘累,无咳嗽咳痰等,自行服用利尿药物(具体不详)后水肿症状无明显减轻。今为进一步中医治疗就诊。症见:睡眠可,不欲饮食,双下肢水肿,二便正常。体格检查:体温37.1 ℃,脉搏87次/分,呼吸20次/分,血压130/80 mmHg。神志清楚,发育正常,体格检查合作,心、肺、腹未见明显异常。双下肢中度凹陷性水肿。生理反射存在,病理征未引出。舌淡红苔薄白,脉沉细。行辅助检查:随机末梢血糖:6.34 mmol/L;血常规:白细胞计数$5.6×10^9$/L、红细胞平均体积6.7 FL、血细胞比容27.5%、血红蛋白112.00 g/L、血小板计数$160.00×10^9$/L、中性粒细胞百分比54.34%、C-反应蛋白3.1 mg/L;尿常规:尿蛋白(++)、隐血(-)、白细胞(+);肾功能:尿酸516.43 μmol/L、肌酐136.02 μmol/L、尿素氮3.85 mmol/L。

中医诊断:水肿(脾肾两虚证)。

西医诊断:慢性肾小球肾炎。

治法:补益脾肾,利尿消肿。

处方:健脾利湿汤加减。黄芪15 g,茯苓20 g,炒白术15 g,鸡血藤15 g,白茅根30 g,杜仲15 g,醋五味子10 g,金银花15 g,淫羊藿15 g,猪苓15 g,车前子15 g(包煎),车前草15 g。7剂,每日1剂,煎取300 mL,每日3次,每次100 mL。

二诊(2009年4月17日):患者诉精神好转,饮食稍有改善,自觉午后出现双下肢水肿的症状减轻,时有心慌,无咳嗽咳痰等,余同初诊。舌淡红苔薄白,脉沉细。患者服药后症状减轻,考虑治疗有效,继续在初诊方基础上加党参18 g。30剂,每日1剂,煎取300 mL,每日3次,每次100 mL。

三诊(2009年5月18日):患者诉精神好转,双下肢水肿消退,进食后上腹部饱胀不适,时有呃逆,无恶心呕吐,无胸闷胸痛等,一般情况可。舌红苔薄黄,脉濡。体格检查:生命体征平稳,心、肺、腹未见明显异常。尿常规:尿蛋白(-)、隐血(-)、白细胞(-)。根据患者症状变化,以健脾化湿、生清降浊为法,调整用药如下:黄芪15 g,茯苓20 g,炒白术15 g,陈皮10 g,党参15 g,丹参10 g,砂仁6 g(后下),车前草20 g。14剂,每日1剂,煎取300 mL,每日3次,每次100 mL。

四诊(2009年6月21日):患者诉停止服药2周,精神、睡眠可,无双下肢水肿,进食后无反酸、嗳气、呃逆,无肢体乏力及麻木等,二便正常。舌红苔薄白,脉细。体格检查:生命体征平稳,双下肢水肿消退。尿常规:尿蛋白(-)、隐血(-)、白细胞(-);肾功能:尿酸436.12 μmol/L、肌酐97.60 μmol/L、尿素氮0.91 mmol/L。嘱停止服药,注意休息,随诊。

【按语】

水肿病机为本虚标实,虚实夹杂。标实多为水、浊、毒、瘀;本虚多为脾、肺、肾三脏之虚;而三焦决渎功能失司,也是水肿的发病原因。如果久病不愈,迁延日久,壅塞气机,气机不畅;或久而伤气,血行不畅,久而留瘀、留浊;痰浊既成,"血不利则为水",复伤肾阴,导致病情加重。然而治疗水肿,如果利水攻伐太过,虽一时肿消,但伐伤正气,肾、脾、肺愈虚,水肿复发,病情难愈,因此,治疗应以守扶正气为主;以健脾利水,活血为法治疗,中病即止,不可过量;在用药时,应详查病因、标本缓急,方获良效。

汗 证

汗证是指人体阴阳失调、营卫不和、腠理开阖失常引起的汗液外泄的病证。不因外界环境因素的影响，白昼汗出，动辄益甚者称为自汗；寐中汗出，醒来即止者称为盗汗。《临证指南医案·汗》："阳虚自汗，治宜补气以卫外；阴虚盗汗，治当补阴以营内。"王清任《医林改错》中对血瘀导致自汗、盗汗的治疗做了补充。

本病的病因病机包括：①外伤于风，营卫失和。《景岳全书》："然汗发于阴而出于阳，此其根本则由阴中之营气，而其启闭则由阳中之卫气。"若阴阳平衡，营卫调和则腠理开阖正常，汗出有度。②气虚不固，腠理疏松。《灵枢》："人之善病风厥漉汗者，何以候之……内不坚，腠理疏，则善病风。"由此可以推断，后世所谓"自汗"，亦称为"魄汗""白汗"等，此证多因卫气虚衰不能固表，致使腠理疏松，汗孔开阖无度，营阴失固，汗液外泄。③热邪熏蒸，迫津外泄。《素问》："炅则腠理开，荣卫通，汗大泄，故气泄。"暑为阳邪，其性炎热，易升易散，热蒸外越，则腠理开而多汗。④五脏受伤，阳虚失固。《素问》："惊而夺精，汗出于心。持重远行，汗出于肾。疾走恐惧，汗出于肝。摇体劳苦，汗出于脾。"大惊则心精夺失，神无所归，液失收摄而为心汗；久行伤骨，肾气亦伤，肾怯骨虚，气外泄则为肾汗。

方名：益气敛汗汤。

方药：黄芪 30 g，白术 10 g，西洋参 6 g（兑服），煅龙骨 30 g（先煎），五倍子 6 g，芡实 10 g，防风 10 g，糯稻根 30 g，甘草 6 g。

功效：益气滋阴，收敛止汗。

主治：汗出，自主神经功能紊乱，围绝经期综合征，低血糖症，虚脱，甲状腺功能亢进症等。

用法：每日 1 剂，煎取 300 mL，每日 3 次，每次 100 mL。

方解：黄芪具有益气固表的功效。西洋参味苦、微甘，性凉，具有滋阴补气、生津止渴、除烦躁、清虚火、扶正气、抗疲劳等功效。白术健脾、固表止汗。煅龙骨味涩，性微寒，归心、肝经，具有平肝潜阳、镇静安神、收敛固涩等功效。五倍子味酸、涩，性寒，归肺、大肠、肾经，具有敛肺止汗等功效。芡实味甘、涩，性平，无毒，归脾、肾经，具有补脾祛湿、益肾固精、收敛镇静等功效。防风味辛、甘，性温，归膀胱、肝、脾经，具有解表祛风、胜湿止痛等功效。糯稻根味甘，性平，归肺、肝、肾经，具有益胃生津、退虚热、止盗汗等功效。甘草温散而甘缓，能和逆气。诸药合用，共奏益气滋阴、收敛止汗之效。

【验案一】

患者,男,48岁,汉族,农民,因"全身汗出1个月"于2016年10月7日就诊。

初诊: 患者1个月前无明显诱因醒后汗出,动则热汗大出,汗出湿衣,时有情绪不舒,体倦乏力,无夜间潮热盗汗,无畏寒发热,无恶心呕吐,无胸闷气短等,未予重视,未经特殊治疗,症状时有加重。今为中医治疗就诊。症见:神清、神可,醒后汗出,动则热汗大出,休息后好转。饮食可,睡眠欠佳,二便正常。舌淡红苔薄白,脉细。体格检查:体温36.5℃,脉搏77次/分,呼吸21次/分,血压105/60 mmHg。慢性病面容。心、肺、腹未见明显异常,肝脾未及,双肾区无叩击痛,移动性浊音阴性。双下肢无水肿。四肢肌力、肌张力均正常。生理反射存在,病理征未引出。行辅助检查,头颅CT:未见异常;心电图:正常;随机末梢血糖:6.2 mmol/L。

中医诊断: 汗证(营卫不和)。

西医诊断: 自主神经功能紊乱。

治法: 益气滋阴,收敛止汗。

处方: 益气敛汗汤。黄芪30 g,白术10 g,西洋参6 g(兑服),煅龙骨30 g(先煎),五倍子6 g,芡实10 g,防风10 g,糯稻根30 g,甘草6 g。4剂,每日1剂,煎取300 mL,每日3次,每次100 mL。

二诊(2016年10月11日): 患者诉自汗症状减轻,仅活动后出汗,无四肢乏力,无畏寒发热,无恶心呕吐,无胸闷气短,无夜间潮热盗汗,二便正常。舌淡红苔白腻,脉弦数。在初诊方基础上加金樱子30 g、煅牡蛎30 g(先煎)。5剂,每日1剂,煎取300 mL,每日3次,每次100 mL。

三诊(2016年10月16日): 患者诉时有少许汗出。饮食可,睡眠佳,二便正常。舌淡红苔薄白,脉弦。调整用药如下:黄芪30 g,白术10 g,西洋参6 g(兑服),五倍子6 g,防风10 g,糯稻根30 g,甘草6 g。5剂,每日1剂,煎取300 mL,每日3次,每次100 mL。

四诊(2016年10月22日): 患者诉汗止,饮食可,睡眠佳,二便正常。舌淡红苔薄白,脉弦。已停止服药,建议随诊。

【验案二】

患者,男,63岁,汉族,退休,因"全身汗出5年,再发加重5天"于2014年9月12日就诊。

初诊: 患者全身汗出5年,症状时重时轻,汗出湿衣,已在多家医院治疗,效果不明显。患者于3个月前出现头晕、失眠、神志恍惚、心慌、全身大汗,在某医院诊断为"自主神经功能紊乱",予奥氮平片,每日1次,每次10 mg。患者服药后头晕、失眠症状好转,但仍汗出湿衣,需及时更换衣物。5天前自觉上述症状再发,且较前加重。饮食、睡眠可,二便正常。体格检查:体温36.5 ℃,脉搏99次/分,呼吸21次/分,血压145/68 mmHg,神清,体型偏胖,慢性病面容。舌暗红苔薄黄,脉弦数。心、肺、腹未见明显异常,肝脾未及,双肾区无叩击痛,移动性浊音阴性。双下肢无水肿。生理反射存在,病理征未引出。行辅助检查,头颅CT:两侧侧脑室前后角旁、半卵圆中心两侧缺血灶;心电图:正常;随机末梢血糖:5.8 mmol/L。

中医诊断:汗证(营卫不和)。

西医诊断:①自主神经功能紊乱;②脑梗死。

治法:益气活血,收敛止汗,镇惊安神。

处方:益气敛汗汤加减。黄芪30 g,白术10 g,西洋参6 g(兑服),煅龙骨30 g(先煎),煅牡蛎30 g(先煎),五倍子6 g,鸡血藤15 g,防风10 g,糯稻根30 g,制何首乌15 g,大血藤15 g,甘草6 g。5剂,每日1剂,煎取300 mL,每日3次,每次100 mL。

二诊(2014年9月18日):患者诉头晕、失眠症状减轻,无神志恍惚、心慌,汗出症状缓解,活动后仍汗出,全身乏力。舌暗红苔薄白,脉细数。考虑患者营卫失和,病久体虚,伤及肺气,皮毛不固而汗出,动则耗气,气不摄津,故汗出后体倦乏力,在初诊方基础上加仙鹤草20 g。5剂,每日1剂,煎取300 mL,每日3次,每次100 mL。

三诊(2014年9月23日):患者诉精神好,无头晕、失眠,无神志恍惚、心慌,汗出缓解,活动后少许汗出,全身乏力。舌暗红苔薄白,脉细。继续服二诊方5剂,每日1剂,煎取300 mL,每日3次,每次100 mL。

四诊(2014年11月25日):患者诉已停药近2个月,已愈。

【按语】

汗证为本虚标实之证,本虚为营卫虚;标实为痰、湿、热、瘀。治法应标本同治,益气敛汗汤益脾肺之虚,调和营卫,镇惊安神,敛汗。汗与五脏密切相关,汗的异常亦必然反应脑、五脏的生理病理,临床上用本方治疗,疗效较好。

中 风

中风是以突然昏仆,半身不遂,语言謇涩或失语,口舌歪斜,偏身麻木为主要表现,并具有起病急,变化快,如风邪善行数变的特点的疾病。中风病因较多,从临床看,以内因引发者居多。中风的发生,归纳起来不外虚(阴虚、气虚)、火(肝火、心火)、风(肝风、外风)、痰(风痰、湿痰)、气(气逆)、血(血瘀)六端。

方名一:益脑通络息风汤。

方药:熟地黄20 g,桑椹20 g,葛根15 g,鸡血藤15 g,全蝎6 g(兑服),蜈蚣1条(兑服),蕲蛇1条(兑服),石菖蒲15 g,郁金15 g,水蛭6 g,伸筋草15 g,泽泻10 g。

功效:活血祛瘀,益精填髓,通络息风,开窍醒脑。

主治:意识障碍、言语不利、半身不遂及脑出血、脑梗死、脑肿瘤所致的疾病等。

用法:每日1剂,煎取300 mL,每日3次,每次100 mL,鼻饲或口服。

方解:熟地黄、桑椹补肾,益精填髓。葛根解肌,引药入脑,扩张脑血管。鸡血藤补血、活血,通络,《饮片新参》谓其:"去瘀血,生新血,流利经脉。"全蝎搜风通络,解毒散结,有促进受损神经细胞再生与修复作用,促进纤溶,抑制血小板聚集而抑制血栓形成,镇痛,抗癫痫。蜈蚣搜风解痉,攻毒散结,通络止痛。蕲蛇具走窜之性,内通脏腑,外达肌肤,通络搜风。石菖蒲、郁金芳香化湿,开窍醒脑。水蛭化瘀通络,破血逐瘀,对缺血脑组织起保护作用,吸收颅内水肿,保护内皮细胞,抑制血栓形成,降低血小板聚集性和黏附性。伸筋草舒筋通络。泽泻利水降浊。诸药合用,共奏活血祛瘀,益精填髓,通络息风,开窍醒脑之效。

【验案一】

患者,女,20岁,汉族,务工,因"脑外伤术后昏迷6个月"于2006年5月3日就诊。

初诊:6个月前患者在深圳市因车祸导致严重脑挫伤,于深圳市某医院行右侧脑部切除术,经康复治疗,目前处于植物状态。今为进一步中医治疗就诊。体格检查:体温36.0 ℃,脉搏64次/分,呼吸15次/分,血压90/60 mmHg。神志不清,无语,颈软,右侧眼球固定,瞳孔直径3 mm,对光反应消失,左侧眼球直径3 mm,可水平移位。左上肢肌力1级,左下肢肌力1级,右上肢肌力1~2级,右下肢肌力2级,双侧足背内翻,重度肌萎缩。舌红苔黄腻,脉弦弱。

中医诊断:中风(中脏腑——风痰阻络)。

西医诊断:①脑外伤后综合征;②植物状态。

治法:活血祛瘀,益精填髓,通络息风,开窍醒脑。

处方:益脑通络息风汤加味。熟地黄20 g,桑椹20 g,葛根20 g,鸡血藤15 g,全蝎6 g(兑服),蜈蚣1条(兑服),蕲蛇1条(兑服),石菖蒲15 g,郁金15 g,水蛭6 g,伸筋草15 g,泽泻10 g。30剂,每日1剂,煎取300 mL,每日3次,每次100 mL,鼻饲。

二诊(2006年6月19日):患者大脑苏醒,无语,四肢肌力增强,双侧足内翻,在初诊方基础上加天麻15 g、茺蔚子10 g、西洋参6 g、苏木15 g。60剂,每日1剂,煎取300 mL,每日3次,每次100 mL,鼻饲。

三诊(2006年10月26日):患者神志清醒,语言謇涩,可自主缓慢进食,能记忆,右侧足背内翻缓解,左侧足内翻(轻),体重45 kg。在二诊方基础上加炒薏苡仁30 g、五加皮10 g。90剂,每日1剂,煎取300 mL,每日3次,每次100 mL。

四诊(2006年12月24日):患者步行5千米,坐2个多小时的车前来就诊。神志清楚,思维敏捷,语言清晰,对答切题,记忆恢复,双瞳直径3.5 mm,对光反应灵敏,无足内翻,四肢肌力正常,体重54 kg。舌红苔薄黄,脉弦。在三诊方基础上加黄芪30 g、决明子30 g。60剂,每日1剂,煎取300 mL,每日3次,每次100 mL。

五诊(2007年2月26日):患者神志清楚,对答切题,双瞳等大、等圆,对光反射正常,步履轻快,舌淡红苔薄白,脉弦。已痊愈,生活自理。

【验案二】

患者,女,75岁,汉族,农民,因"突发右侧肢体无力2小时"于2015年6月5日就诊。

初诊:2小时前患者于休息状态下突发右侧肢体无力,欲摔倒于地,立即扶旁边物体可勉强站立,伴言语不利,无角弓反张、口吐白沫,无一过性黑朦、晕厥,无抽搐震颤,未做特殊处理,立即前来就诊。头颅CT:未见明显异常。症见:言语不利,右侧肢体无力。精神、饮食、睡眠欠佳,小便正常,大便未解。舌红苔黄,脉弦。体格检查:体温36.5 ℃,脉搏78次/分,呼吸22次/分,血压186/97 mmHg,双肺呼吸音粗,未闻及明显干、湿啰音,心率78次/分,心律齐,各瓣膜听诊区未闻及病理性杂音,腹软,无压痛、反跳痛及肌紧张。双下肢无水肿。神经系统体格检查:神清,记忆力、反应力、计算力下降,双侧瞳孔直径3 mm,等圆、等大,对光反应灵敏,伸舌左偏,悬雍垂居中,咽反射存在,右侧肢体肌力3级,痛刺觉减退。左侧肢体肌力、肌张力正常,右侧巴宾斯基征阳性,余病理征未引出。行辅助检查,头颅MRI:左侧基底节区急性脑梗死。

中医诊断:中风(中经络——气血亏虚)。

西医诊断:①急性脑梗死(左侧基底节区);②高血压病3级,极高危组。

治法:活血祛瘀,益精填髓,通络息风。

处方:益脑通络息风汤加减。熟地黄20 g,桑椹15 g,鸡血藤15 g,全蝎6 g(兑服),蜈蚣

1条(兑服)、石菖蒲15 g、郁金10 g、水蛭6 g、丹参10 g、当归10 g、牛膝15 g。10剂,每日1剂,煎取300 mL,每日3次,每次100 mL。

二诊(2015年6月15日):患者神清,感头昏不适,仍言语不利,右侧肢体无力,程度较前稍好转,右上肢可上举过头,右下肢可上抬持续5秒。体格检查:右侧肢体肌力3级。考虑目前患者感头昏不适,舌红苔黄腻,脉弦,在初诊方基础上加天麻15 g、磁石20 g(先煎)。8剂,每日1剂,煎取300 mL,每日3次,每次100 mL。

三诊(2015年6月23日):患者精神状态较前改善,言语较前流畅,语速快时感舌体活动不利,无明显头昏症状,右侧肢体无力,程度较前稍改善,右上肢可握物,右下肢可对抗一定阻力。体格检查:血压152/76 mmHg,伸舌稍向左偏,右侧肢体肌力4级。舌红苔黄,脉弦。结合患者病情,在二诊方基础上减磁石,加红花10 g。10剂,每日1剂,煎取300 mL,每日3次,每次100 mL。

四诊(2015年7月3日):患者精神状态可,于床边站立可持续约30秒,言语较前清晰。体格检查:血压146/79 mmHg,右侧肢体肌力4级,肌张力正常。舌淡红苔薄黄,脉弦。继续服三诊方10剂,每日1剂,煎取300 mL,每日3次,每次100 mL。

五诊(2015年7月13日):患者言语较前清晰,右侧肢体稍感活动不利,可自行行走。体格检查:生命体征平稳,右侧肢体肌力5⁻级,轻瘫试验阳性。目前患者稍感右侧肢体活动不利,暂时停服中药。

【验案三】

患者,男,67岁,汉族,农民,因"头昏伴左侧肢体无力5天"于2018年3月2日就诊。

初诊:5天前患者出现头昏不适,呈阵发性,伴左侧肢体无力,步态不稳,无视物旋转及一过性黑矇,无恶心呕吐,无饮水呛咳,无耳鸣及听力下降,无肢体偏瘫等不适,经口服药物(具体不详)治疗后症状未见好转。今为系统治疗就诊。症见:头昏重痛,呈持续性,左侧肢体无力,步态不稳。精神、睡眠、饮食尚可,二便正常。体重无明显减轻。有10年"高血压病"病史。体格检查:体温36.3 ℃,脉搏68次/分,呼吸20次/分,血压155/65 mmHg。神萎,反应力减退,理解力正常,记忆力下降,体格检查合作。左侧鼻唇沟稍变浅,口角无歪斜。心、肺、腹未见明显异常。左侧肢体肌力4级,右侧肢体肌力、肌张力均正常。生理反射存在,病理征未引出。舌淡苔白腻,脉滑。行辅助检查:随机末梢血糖:8.3 mmol/L;胸部X线检查:双肺未见明显活动性病变;心电图:窦性心动过缓;头颅CT:右侧基底节区脑梗死,深部脑白质缺血样改变;血常规、肾功能、电解质、凝血功能未见明显异常。

中医诊断:中风(中经络——风痰阻络)。

西医诊断:①急性脑梗死;②脑白质病变;③高血压病3级,极高危组。

治法:活血祛瘀,益精填髓,通络息风。

处方:益脑通络息风汤加减。熟地黄20 g、桑椹20 g、葛根15 g、鸡血藤15 g、全蝎6 g(兑服),蜈蚣1条(兑服),蕲蛇1条(兑服),石菖蒲10 g,郁金10 g,胆南星10 g,黄芪30 g,当归20 g,牛膝15 g。10剂,每日1剂,煎取300 mL,每日3次,每次100 mL。

二诊(2018年03月12日):患者仍感头昏,左侧肢体乏力,步态不稳,无咳嗽咳痰,无心慌胸闷,无恶心呕吐,无饮水呛咳等。精神、饮食、睡眠可,二便正常。体格检查:血压155/88 mmHg,记忆力下降,心、肺、腹未见明显异常,颈软无抵抗。双下肢不肿,左侧肢体肌力4$^+$级。生理反射存在,病理征未引出。舌淡苔白腻,脉滑。继续服初诊方10剂,每日1剂,煎取300 mL,每日3次,每次100 mL。

三诊(2018年3月22日):患者诉头昏较前好转,左侧肢体乏力症状有所减轻,无心慌胸闷,无恶心呕吐等。精神、饮食、睡眠可,二便正常。舌淡苔白腻,脉滑。体格检查:血压145/102 mmHg;24小时全天血压分析:24小时全天血压平均值148/69 mmHg,白天血压平均值146/69 mmHg,夜间血压平均值149/68 mmHg,血压呈反杓型。四诊合参,在二诊方基础上加杜仲15 g。7剂,每日1剂,煎取300 mL,每日3次,每次100 mL。

四诊(2018年3月29日):患者晨起感头昏不适,左侧肢体活动较前好转,无咳嗽咳痰,无腹痛腹泻等。精神、饮食、睡眠可,二便正常。体格检查:血压128/94 mmHg,心、肺、腹未见明显异常。四肢肌力、肌张力正常。生理反射存在,病理征未引出。考虑患者病情好转,以镇肝息风、活血通络、健脾为法,调整用药如下:黄芪30 g,炒白术15 g,茯苓24 g,鸡血藤15 g,当归10 g,石菖蒲10 g,胆南星10 g,丹参15 g,三七6 g(兑服),山楂15 g,牛膝15 g。10剂,每日1剂,煎取300 mL,每日3次,每次100 mL。

五诊(2018年4月8日):患者无头昏、头痛,无言语不利,无咳嗽咳痰,无心慌胸闷,无恶心呕吐等。精神、饮食、睡眠可,二便正常。体格检查:血压128/94 mmHg,心、肺、腹未见明显异常。四肢肌力、肌张力正常。生理反射存在,病理征未引出。患者病情好转,已停止服药,嘱随诊。

【按语】

验案一为严重脑组织挫伤,右侧脑部切除,患者呈植物状态的治疗。头为身之首,为宗脉所聚。患者右侧脑部的筋、骨、脉、髓被切除,脑髓空虚,气血逆乱,血离经脉而留瘀,浊、痰、毒互结内蕴于脑而致昏迷。通过益脑通络息风汤的治疗,激活左侧大脑的神经功能,大脑苏醒,促进了脑康复,促进人体各脏腑机能恢复。患者经治疗后生活自理,可外出务工。本案临床少见,对脑的进一步生理病理研究具有参考意义。

方名二:益脑化瘀息风汤。

方药:天麻15 g,川芎15 g,葛根15 g,黄芪30 g,当归10 g,鸡血藤15 g,全蝎6 g(兑服),蜈蚣1条(兑服),血竭3 g,菟丝子20 g,白茯苓20 g,石菖蒲10 g,白花蛇舌草20 g,泽泻10 g。

功效：益髓息风，通络养血，祛湿解毒。
主治：头痛、头晕、语言謇涩、四肢颤抖、肢体瘫痪等，及脑组织坏死、胶质瘤、脑肿瘤等。
用法：每日1剂，煎取300 mL，每日3次，每次100 mL。
方解：菟丝子味辛、甘，性平，归肝、肾、脾经，具有补益肝肾、明目等功效；天麻味甘，性平，归肝经，具有平肝息风、止痉等功效；川芎味辛，性温，归肝、胆、心包经，具有活血行气、祛风止痛等功效；葛根味甘、辛，性凉，归肺、胃经，具有解肌退热、透疹、生津止渴、升阳止泻等功效；黄芪味甘，性微温，归脾、肺经，具有补气固表、利尿、托疮生肌等功效；当归味甘、辛，性温，归肝、心、脾经，具有补血活血、调经止痛、润肠通便等功效；鸡血藤味苦、甘，性温，归肝、肾经，具有活血补血、调经止痛、舒筋活络等功效；全蝎、蜈蚣味辛，性平，归肝经，具有息风镇痉、通络止痛、攻毒散结等功效；血竭味甘、咸，性平，归心、肝经，具有活血定痛、化瘀止血、敛疮生肌、活血消肿等功效；白茯苓味甘、淡，性平，归心、肺、脾、肾经，具有健脾、宁心等功效；白花蛇舌草味微苦，性寒，归胃、大肠、小肠经，具有清热解毒、利湿通淋等功效；泽泻具有清热利湿等功效。诸药合用，益髓息风，通络养血，祛湿解毒。

【验案】

患者，男，38岁，汉族，已婚，因"反复头昏痛3个月，右侧面部麻木2个月"于2001年10月25日就诊。

初诊：患者3个月前无明显诱因出现头昏痛，呈阵发性发作，程度较轻，尚未影响其日常生活，故未引起重视。2个月前开始出现右侧面部麻木感，症状时作时止、时轻时重，随后出现右侧肢体活动不协调，时有右上肢持物欠稳，右下肢行走时稍显费力，当时就诊于某医院行颅脑CT检查，考虑"颅内占位性病变"。行住院治疗，上述症状无明显好转，呈进行性加重，故其后转至上级医院诊治，行头颅MRI检查，仍考虑"颅内占位性病变"，经住院治疗半个月后病情无明显改善，当时表现为舌强语塞，右侧肢体乏力。遂于2001年9月25日转至北京某医院治疗，行"立体定向脑病变活检术"，术中冰冻活检结果为：胶质增生。病理结果为：胶质细胞增生，含铁血黄素沉着，格子细胞形成，淋巴细胞浸润。术后患者上述症状较前无明显变化，予药物（卡马西平等）治疗后症状未见明显好转。今为中医治疗就诊。症见：神清，精神欠佳，言语謇涩，语声低微，感头昏、头痛，右侧面部麻木，右侧肢体乏力，饮食、睡眠较差，小便正常，大便3日未解。舌红苔黄厚腻，脉弦滑。体格检查：体温36.8 ℃，脉搏85次/分，呼吸21次/分，血压138/92 mmHg。双侧瞳孔等圆、等大，直径约3.0 mm，对光反射灵敏。右侧鼻唇沟稍变浅，伸舌右偏。颈软无抵抗，脑膜刺激征阴性。心、肺、腹未见明显异常。右侧肢体肌力3级，肌张力稍增高，右上肢握力较差，右侧肢体感觉减退。生理反射存在，病理征未引出。行辅助检查，头颅MRI（院外）：左侧额颞叶占位性病变，基底节区脑梗死灶。

中医诊断：中风（气虚血阻，髓海不足，湿毒痰内蕴）。

西医诊断:颅内多发占位。

治法:益髓息风,通络养血,祛湿解毒。

处方:益脑化瘀息风汤。天麻15 g,川芎15 g,葛根15 g,黄芪30 g,当归10 g,鸡血藤15 g,全蝎6 g(兑服),蜈蚣1条(兑服),血竭3 g,菟丝子20 g,白茯苓20 g,石菖蒲10 g,白花蛇舌草20 g,泽泻10 g。10剂,每日1剂,煎取300 mL,每日3次,每次100 mL。

二诊(2001年11月5日):患者神清,家属搀扶就诊,呈焦虑表情,精神状态较前稍有改善,问答切题,言语謇涩,阵发性头昏、头痛,轻微恶心欲吐感,自觉右侧面部麻木稍有减轻,右侧肢体无力症状较前无明显变化。饮食较差,睡眠稍改善,小便正常,大便已解。舌红苔黄厚腻,脉弦滑。体格检查:生命体征正常,右侧鼻唇沟稍变浅,伸舌右偏。右侧肢体肌力3级,肌张力稍高,右侧肢体感觉减退,右上肢握力较差。生理反射存在,病理征未引出。考虑治疗有效,故在初诊方基础上加熟地黄20 g。30剂,每日1剂,煎取300 mL,每日3次,每次100 mL。

三诊(2001年12月5日):患者神清,精神状态尚可,言语謇涩,自觉头昏、头痛症状较前减轻,右侧面部麻木感有所改善,轻微活动后感右侧肢体乏力,右手精细动作欠佳,无肢体抽搐,无恶心呕吐等。饮食改善,睡眠同二诊,二便正常。舌红苔黄厚腻,脉弦滑。体格检查:右侧肢体肌力4⁻级,肌张力较前改善。结合患者病情调整处方,在二诊方基础上减菟丝子,加三棱12 g,莪术12 g。60剂,每日1剂,煎取300 mL,每日3次,每次100 mL。

四诊(2002年2月5日):患者独自一人就诊,神清、神可,诉头昏、头痛明显好转,偶感右侧面部麻木,右手持物较前稳当,右下肢行走无拖拽感,情绪较前明显好转。饮食、睡眠可,二便正常。舌淡红苔薄黄,脉弦。体格检查:生命体征正常,双侧鼻唇沟对称,伸舌无偏斜。心、肺、腹未见明显异常。右侧肢体肌力5⁻级,肌张力正常,右侧肢体感觉障碍较前好转,右上肢握力较左侧稍差。考虑目前患者病情已明显好转,继续服三诊方60剂,每日1剂,煎取300 mL,每日3次,每次100 mL。

五诊(2002年4月6日):患者神清、神可,言语清晰,诉已无面部麻木症状,右侧肢体乏力症状已基本消失,目前已开始工作,心情佳。院外复查:头颅MRI提示左侧额颞叶占位性病变,面积较前比较有所变小。以益髓通络、托疮解毒、化瘀散结、化痰息风为法,调整用药如下:黄芪30 g,茯苓30 g,天麻15 g,川芎15 g,当归10 g,鸡血藤15 g,全蝎6 g(兑服),蜈蚣1条(兑服),三棱15 g,莪术15 g,胆南星10 g,石菖蒲10 g,白花蛇舌草20 g,泽泻10 g。60剂,每日1剂,煎取300 mL,每日3次,每次100 mL。

六诊(2002年6月8日):患者诉情况与五诊同。院外头颅MRI复查:左侧额叶脱髓鞘病变。调整用药如下:黄芪30 g,茯苓30 g,天麻15 g,川芎15 g,当归10 g,全蝎6 g(兑服),蜈蚣1条(兑服),胆南星10 g,西洋参6 g,石菖蒲10 g,熟地黄20 g,牛膝15 g。60剂,每日1剂,煎取300 mL,每日3次,每次100 mL。嘱患者坚持锻炼,注意休息,避免受凉劳累,加强饮食调养。

七诊(2002年8月9日):患者神清,诉诸症消失。外院头颅MRI复查:左侧额叶脱髓鞘病变。建议停止服药,随诊。

八诊(2020年2月21日):患者已正常工作近20年,神清,体健。

【按语】

患者为脑组织占位坏死,病理结果:胶质细胞增生,含铁血黄素沉积,格子细胞形成,淋巴细胞浸润。脑为奇恒之腑,心为特使,载五脏六腑之精以养脑,同时将五脏的病理信息上输于脑储存,使脑髓气血阴阳失调,侵蚀脑组织导致中风。中风病位在脑;髓海不足,痰瘀内阻,湿浊内蚀于脑是中风内在病因。通过此次治疗,对进一步探索中医治疗胶质细胞增生具有重要意义。

泄 泻

泄泻是以大便次数增多,粪质稀薄,甚至泻出如水样为临床特征的一种脾胃肠病证。泄与泻在病情上有一定区别,粪出少而势缓,如漏泄之状者为泄;粪大出而势直无阻,如倾泻之状者为泻,然近代多泄、泻并称,统称为泄泻。

泄泻的病因是多方面的,主要有感受外邪,饮食所伤,情志失调,脾胃虚弱,命门火衰等。其基本病机是脾虚湿盛致脾失健运,大小肠传化失常,升降失调。

方名: 温中止泻汤。

方药: 制吴茱萸 6 g,高良姜 9 g,茯苓 30 g,墨旱莲 30 g,五倍子 6 g,马齿苋 15 g,陈皮 10 g,炒枳壳 15 g,积雪草 15 g,盐补骨脂 10 g,大枣 10 g,生姜 6 g。

功效: 温中健脾,渗湿止泻。

主治: 大便稀溏、次数较多,自感排便不尽,每日排便 4~6 次,味腥臭或无味,及急性肠炎、慢性肠炎、肠易激综合征等。

用法: 每日 1 剂,煎取 300 mL,每日 3 次,每次 100 mL。

方解: 制吴茱萸味辛、苦,性热,归肝、脾、胃、肾经,具有散寒止痛、降逆止呕、助阳止泻等功效。高良姜味辛,性热,归脾、胃经,具有温胃止呕、散寒止痛等功效。茯苓味甘、淡,性平,归心、肺、脾、肾经,具有利水渗湿、健脾和胃、宁心安神等功效。墨旱莲味甘,性凉,具有凉血止血、补肾益阴等功效。五倍子味酸、涩,性寒,归肺、大肠、肾经,具有敛肺降火、涩肠止泻、敛汗、止血、收湿敛疮等功效。马齿苋味酸,性寒,归肝、大肠经,具有清热解毒、凉血止血、止痢等功效。陈皮味苦、辛,性温,归肺、脾经,具有理气健脾、燥湿化痰等功效。炒枳壳味苦、辛、酸,性微寒,归脾、胃经,具有理气宽中、行滞消胀等功效。积雪草味苦、辛,性寒,归肝、脾、肾经,具有清热利湿、解毒消肿等功效。盐补骨脂味苦、辛,性温,归肾、脾经,具有补肾壮阳、固精缩尿、温脾止泻、纳气平喘等功效。大枣味甘,性温,归脾、胃经,具有补脾和胃、益气生津、调营卫、解药毒等功效。生姜味辛,性微温,归肺、脾、胃经,具有解表散寒、温中止呕、温肺止咳、解毒等功效。诸药合用,温中健脾、渗湿止泻。

【验案一】

患者,男,60 岁,汉族,农民,因"肠息肉手术后反复腹泻 1 年"于 2003 年 8 月 25 日就诊。

初诊: 患者 1 年前因慢性直肠炎、肠息肉行手术治疗(具体不详),术后出现反复腹泻,表现为大便稀溏，每日排便4~6次，自感排便不尽，1年来反复予抗生素及中药（具体不详）治疗，其症状无明显好转。今为系统治疗就诊。症见：神清、神萎，大便稀溏，大便次数较多，每日排便4~6次，自感排便不尽，感全身乏力。饮食欠佳，睡眠尚可，小便正常。体格检查：体温37.0 ℃，脉搏75次/分，呼吸21次/分，血压110/65 mmHg。慢性病面容。心、肺未见明显异常。腹平软，脐周深压不适，无反跳痛及肌紧张。双下肢无水肿。四肢肌力、肌张力均正常。生理反射存在，病理征未引出。舌淡苔薄黄，脉沉、弦滑。行辅助检查，随机末梢血糖：5.2 mmol/L；血常规：正常；大便常规：正常。

中医诊断：泄泻（脾阳不足）。

西医诊断：慢性肠炎。

治法：健脾和胃，温阳止泻。

处方：温中止泻汤。制吴茱萸6 g，高良姜9 g，茯苓30 g，墨旱莲30 g，五倍子6 g，马齿苋15 g，陈皮10 g，炒枳壳15 g，积雪草15 g，盐补骨脂10 g，大枣10 g，生姜6 g。4剂，每日1剂，煎取300 mL，每日3次，每次100 mL。

二诊（2003年8月29日）：患者腹泻症状减轻，每日排黄稀便3~4次，便臭较前好转，无腹胀、发热，无恶心呕吐等，活动后有乏力感。精神欠佳，饮食较差，睡眠可，小便正常。舌淡苔薄，脉沉滑。体格检查同初诊。以健脾和胃、温阳止泻、化湿为法，在初诊方基础上减盐补骨脂，加炒白术15 g。5剂，每日1剂，煎取300 mL，每日3次，每次100 mL。

三诊（2003年9月4日）：患者腹泻症状明显好转，每日排黄稀便1~2次，无明显腹痛、腹胀，排便不尽感消失，无明显肢体乏力，无恶心呕吐，无心慌胸闷等。精神、饮食、睡眠可，小便正常。舌淡红苔薄白，脉沉。体格检查：生命体征正常，心、肺、脾未见明显异常。双下肢无水肿。考虑患者服药治疗后病情明显改善，继续服二诊方5剂，每日1剂，煎取300 mL，每日3次，每次100 mL。

四诊（2003年9月13日）：患者精神状态佳，已无腹泻症状，余无特殊不适，一般情况可。患者病情好转，考虑其平素脾胃虚弱，为巩固健脾和胃之功，调整用药如下：制吴茱萸6 g，高良姜9 g，茯苓30 g，墨旱莲30 g，五倍子6 g，马齿苋15 g，陈皮10 g，炒枳壳15 g，积雪草15 g，盐补骨脂10 g，大枣10 g，生姜6 g，党参15 g，炒白术15 g，鸡内金30 g。4剂，每日1剂，煎取300 mL，每日3次，每次100 mL。

【验案二】

患者，女，42岁，汉族，职工，因"反复排黄稀便半年，再发2天"于2014年6月17日就诊。

初诊：患者半年前因进食辛辣、刺激之物后出现排黄稀便，味臭，每日排便3~5次，每次量较多，伴有轻微腹痛，便后腹痛症状可减轻，无黏液脓血便，无柏油样便。当时以为"急性肠炎"，自服西药（具体不详）治疗，其症状有所减轻，但其后排黄稀便反复发作，时感肢体乏力,无恶心呕吐,无畏寒发热,无皮肤斑疹等。曾就诊于某医院行肠镜检查,提示肠炎改变,予西药(具体不详)口服治疗,上述症状仍未完全消失。2天前因进食生冷之物后上述症状再发,性质相同,自服止泻药(具体不详)后症状无减轻,今为进一步中医治疗就诊。症见:神清、神萎,排黄稀便,每日排便3~5次,量一般,伴有轻微腹痛,便后腹痛症状减轻,时感肢体乏力。精神、睡眠尚可,饮食欠佳,小便正常。体格检查:体温36.2 ℃,脉搏85次/分,呼吸20次/分,血压128/74 mmHg。步入病房,体格检查合作。心、肺未见明显异常。腹平软,下腹部深压不适,无反跳痛及肌紧张。双下肢无水肿。四肢肌力、肌张力正常。生理反射存在,病理征未引出。舌淡苔薄白,脉沉滑。行辅助检查,随机末梢血糖:6.8 mmol/L;大便常规、血常规、电解质:正常。

中医诊断:泄泻(脾阳不足)。

西医诊断:慢性肠胃炎急性发作。

治法:健脾和胃,温阳止泻。

处方:温中止泻汤加味。制吴茱萸6 g,高良姜9 g,茯苓30 g,墨旱莲30 g,五倍子6 g,马齿苋15 g,陈皮10 g,炒莱菔子15 g,炒枳壳15 g,积雪草15 g,盐补骨脂10 g,大枣10 g,生姜6 g。4剂,每日1剂,煎取300 mL,每日3次,每次100 mL。

二诊(2014年6月21日):患者神清,排黄稀便次数较前有所减少,现每日排便2~3次,量适中,腹痛症状减轻,仍时有乏力感,无黏液脓血便,无柏油样便。精神、睡眠尚可,饮食稍改善,小便正常。舌淡苔薄白,脉沉滑。在初诊方基础上减五倍子、积雪草,加炒白术15 g。4剂,每日1剂,煎取300 mL,每日3次,每次100 mL。

三诊(2014年6月25日):患者精神、睡眠可,无肢体乏力,无心慌胸闷,饮食改善,排黄稀便次数较前减少,无腹痛、腹胀,无恶心呕吐等。每日排黄稀便1~2次,小便正常。舌淡红苔薄白,脉滑。体格检查:生命体征正常,心、肺、腹未见明显异常。双下肢无水肿。以益脾肺、开胃健脾为法,调整用药如下:制吴茱萸6 g,茯苓30 g,炒白术15 g,陈皮10 g,炒扁豆15 g,怀山药15 g,炒莱菔子15 g,炒枳壳15 g,大枣6 g,生姜6 g。4剂,每日1剂,煎取300 mL,每日3次,每次100 mL。

四诊(2014年6月30日):患者已无腹泻症状,精神状态可,饮食明显好转,无畏寒发热,无腹痛、腹胀,无肢体乏力等。患者病情好转,嘱其停药,随诊。

【按语】

温中止泻汤治疗急性肠胃炎、慢性肠胃炎、慢性结肠炎,适用于脾肾两虚,饮食不节,寒邪入胃,湿邪滞肠。泄泻一证,脾胃运化不畅,在温脾胃之气基础上,加温肾清肠之药。本方攻补兼施,方中五倍子有小毒,大剂量用之损伤肝,应小剂量。本方临床运用多年,效果好。

阳 痿

阳痿是指男子的阴茎不能勃起,因而不能性交的疾病。因为男子的生殖器在过去一般被称为"阳器",所以古代医书中将此病称为"阳痿"。其病因病机为精神刺激、命门火衰、惊恐伤肾、心脾受损、湿热下注所致。

方名:回春壮阳汤。

方药:阳起石30 g,淫羊藿15 g,雄蚕蛾15 g,肉桂3 g,红参10 g,附子6 g(先煎),巴戟天20 g,海马9 g,当归10 g。

功效:温肾壮阳。

主治:阳痿,腰冷痛,无性欲等。

用法:每日1剂,冷水煎取200 mL,每日服2次,每次服100 mL。

方解:阳起石、淫羊藿、红参、附子、巴戟天温肾壮阳;雄蚕蛾补肝益、壮阳;海马味甘、咸,性温,具有补肾壮阳、活血散瘀等功效;肉桂引火归原;当归养血柔肝。诸药合用,温肾壮阳。

【验案一】

患者,男,47岁,汉族,无业,因"阳事不举,性生活无力5年,加重3个月"于2013年1月9日就诊。

初诊:5年前患者无明显诱因出现阳事不举,性生活无力,曾就诊于某医院予药物(具体不详)治疗,无明显效果。3个月前上述症状加重,伴有失眠、多梦、抑郁、焦虑,性欲萌动时,偶可阳举,而每欲临房却未能兴举,进服补肾之品,效果差。今为中医治疗就诊。症见:阳事不举,性生活无力,失眠、多梦、抑郁、焦虑。精神欠佳,饮食可,二便正常。舌红苔薄黄,脉弦弱。体格检查:体温36.2 ℃,脉搏62次/分,呼吸18次/分,血压124/69 mmHg。心、肺、腹未见明显异常。

中医诊断:阳痿(命门火衰)。

西医诊断:性功能障碍。

治法:温肾壮阳。

处方:回春壮阳汤。阳起石30 g,淫羊藿15 g,雄蚕蛾15 g,肉桂3 g,红参10 g,附子6 g(先煎),巴戟天20 g,海马9 g,当归10 g。5剂,每日1剂,煎取200 mL,每日2次,每次100 mL。

二诊(2013年1月15日):患者诉时有性欲萌动,阳举,早晨有阳事冲动。舌红苔薄黄,脉弦。继续服初诊方5剂,每日1剂,煎取200 mL,每日2次,每次100 mL。

三诊(2013年1月21日):患者诉有性欲冲动,每夜欲动阳事,近来隔夜1次,阳事举10多分钟。舌红苔薄黄,脉弦。调整用药如下:熟地黄20 g,枸杞15 g,淫羊藿10 g,雄蚕蛾20 g,肉桂3 g,巴戟天10 g,锁阳10 g,当归10 g。5剂,每日1剂,煎取200 mL,每日2次,每次100 mL。

四诊(2013年3月6日):回访,已愈,性生活正常。

【验案二】

患者,男,38岁,汉族,农民,因"阳事不举,性生活无力1年,加重6个月"于2013年9月4日就诊。

初诊:1年前患者无明显诱因出现精神不振,全身乏力,阳事不举,性生活无力,曾就诊于某医院予药物(具体不详)治疗,无明显效果。6个月前上述症状加重,伴有失眠、多梦、抑郁、焦虑,性欲萌动时,偶可阳举,而每欲临房却未能兴举,进而不坚。今为求中医药治疗就诊。症见:阳事不举,性生活无力,伴失眠、多梦、抑郁、焦虑。精神欠佳,饮食正常,二便正常。舌红苔薄,脉弦弱。体格检查:体温36.7 ℃,脉搏75次/分,呼吸20次/分,血压118/70 mmHg。心、肺、腹未见明显异常。

中医诊断:阳痿(命门火衰)。

西医诊断:性功能障碍。

治法:温肾壮阳。

处方:回春壮阳汤。阳起石30 g,淫羊藿15 g,雄蚕蛾15 g,肉桂3 g,红参10 g,附子6 g(先煎),巴戟天20 g,海马9 g,当归10 g。5剂,每日1剂,煎取200 mL,每日2次,每次100 mL。

二诊(2013年9月9日):患者诉精神振,时有性欲萌动,阳举,早晨有阳事冲动。舌红苔薄,脉弦。在初诊方基础上加枸杞15 g、淫羊藿15 g。3剂,每日1剂,煎取200 mL,每日2次,每次100 mL。

三诊(2013年9月13日):患者诉有性欲冲动,每夜欲动阳事。舌红苔薄黄,脉弦。继续服二诊方3剂,每日1剂,煎取200 mL,每日2次,每次100 mL。

四诊(2013年9月17日):回访,已愈,性生活正常。

【验案三】

患者,男,36岁,汉族,职工,因"阳事不举,性生活无力2年,加重3个月"于2015年2月20日就诊。

初诊：2年前患者无明显诱因出现精神不振,全身乏力,阳事不举,性生活无力。曾就诊于某医院,服中药(具体不详)治疗后,效果不显。3个月前上述症状加重,伴有失眠、多梦、抑郁、焦虑,性欲萌动时,偶可阳举,而每欲临房却未能兴举,进而不坚。今为中医治疗就诊。症见:阳事不举,性生活无力,伴失眠、多梦、抑郁、焦虑。精神欠佳,食欲正常,二便正常。舌红苔薄,脉弦弱。体格检查:体温36.3℃,脉搏72次/分,呼吸21次/分,血压127/80 mmHg。心、肺、腹未见明显异常。

中医诊断：阳痿(命门火衰)。

西医诊断：性功能障碍。

治法：温肾壮阳。

处方：回春壮阳汤加减。阳起石30 g,淫羊藿10 g,炒蒺藜10 g,雄蚕蛾30 g,红参10 g,枸杞15 g,巴戟天20 g,肉桂3 g,当归10 g,甘草6 g。7剂,每日1剂,煎取200 mL,每日2次,每次100 mL。

二诊(2015年2月28日)：患者诉服药当日精神振,性欲萌动,阳事勃起,有阳事冲动。舌红苔薄,脉弦。在初诊方基础上减炒蒺藜,加覆盆子15 g。5剂,每日1剂,煎取200 mL,每日2次,每次100 mL。

三诊(2015年3月10日)：回访,已愈,性生活正常。

【验案四】

患者,男,20岁,汉族,无业,因"阳事不举,性生活无力6月,加重2个月"于2017年8月14日就诊。

初诊：6个月前患者无明显诱因出现精神不振,全身乏力,阳事不举,性生活无力。曾就诊于某医院,服中药(具体不详)治疗后,效果不显。2个月前上述症状加重,伴有失眠、多梦、抑郁、焦虑,性欲萌动时,偶可阳举,而每欲临房却未能兴举,进而不坚。今为中医治疗就诊。症见:阳事不举,性生活无力,伴失眠、多梦、抑郁、焦虑。精神欠佳,食欲正常,二便正常。舌红苔薄,脉弦弱。体格检查:体温36.6℃,脉搏68次/分,呼吸20次/分,血压137/78 mmHg。心、肺、腹未见明显异常。

中医诊断：阳痿(命门火衰)。

西医诊断：性功能障碍。

治法：温肾壮阳。

处方：回春壮阳汤加味。阳起石30 g,淫羊藿15 g,雄蚕蛾15 g,肉桂3 g,红参10 g,附子6 g(先煎),巴戟天15 g,海马9 g,淫羊藿20 g,肉苁蓉15 g,当归10 g。5剂,每日1剂,煎取200 mL,每日2次,每次100 mL。

二诊(2017年8月20日)：患者诉服药当日精神振,性欲萌动,阳事勃起,有阳事冲动。舌红苔薄,脉弦。继续服初诊方5剂,每日1剂,煎取200 mL,每日2次,每次100 mL。

三诊(2018 年 8 月 26 日):回访,已愈,性生活正常。

【按语】

历代医家对阳痿多有论述,治法各有千秋,但多以壮阳为主。《景岳全书》:"但火衰者十居七八,而火盛者仅有之耳。"《外台秘要·虚劳阴痿方七首》:"病源肾开窍于阴。若劳伤于肾。肾虚不能荣于阴气。故痿弱也。"回春壮阳汤适用因劳伤于肾,致肾中精气亏损,阳气不足,命门火衰之证。

乳 癖

乳癖是以乳房部疼痛结块为主要表现的良性增生性疾病,与月经周期及情志变化密切相关。乳癖一年四季均可发生,好发于30～50岁妇女,约占乳腺疾病的75%,是临床上最常见的乳腺疾病。

乳癖的病因主要有肝郁痰凝、冲任失调。病机是由于情志不遂,或受到精神刺激,导致肝气郁结,气机阻滞,思虑伤脾,脾失健运,痰浊内生,肝郁痰凝,气血瘀滞,阻于乳络而发;或因冲任失调,上则乳房痰浊凝结而发病,下则经水逆乱而月经失调。

方名: 疏肝散结汤。

方药: 醋鳖甲30 g(先煎),当归15 g,盐橘核30 g,荔枝核30 g,醋青皮15 g,桃仁15 g,醋三棱15 g,醋莪术15 g,夏枯草10 g,炒白芍15 g,甘草6 g。

功效: 疏肝解郁,软坚散结。

主治: 乳腺结节,乳房胀痛,及乳腺增生性疾病等。

用法: 每日1剂,煎取300 mL,每日3次,每次100 mL。

方解: 醋鳖甲味咸,性微寒,归肝、肾经,具有滋阴潜阳、退热除蒸、软坚散结等功效,《药性论》谓其:"主宿食、症块、痃癖气、冷瘕、劳瘦,下气,除骨热,骨节间劳热,结实壅塞。治妇人漏下五色羸瘦者。"当归味甘、辛,性温,归肝、心、脾经,具有补血活血、调经止痛、润肠通便等功效。盐橘核味苦,性平,归肝、肾经,具有理气、散结、止痛等功效。荔枝核味甘、微苦,性温,归肝、肾经,具有行气散结、祛寒止痛等功效。桃仁味甘、苦,性平,归心、肝、大肠经,具有活血祛瘀、润肠通便等功效。醋青皮味苦、辛,性温,归肝、胆、胃经,具有疏肝破气、消积化滞等功效。醋莪术、醋三棱,具有行气破血、消积止痛等功效。夏枯草味辛、苦,性寒,归肝、胆经,具有清肝泻火、明目、散结消肿等功效。炒白芍味苦、酸,性微寒,具有平肝止痛、养血调经、敛阴止汗等功效。甘草调和诸药。诸药合用,疏肝解郁、软坚散结。

【验案一】

患者,女,41岁,汉族,已婚,因"乳腺增生10年,乳房疼痛加重6个月"于2012年5月9日就诊。

初诊: 患者平素月经规律,10年前无意中发现左侧乳房有肿块,起初约黄豆大小,质韧,活动度好,因无明显疼痛不适,未予任何诊治。近6个月自觉肿块呈逐渐增大趋势,伴胀痛,活动度好。曾于某医院检查,行双侧乳腺超声检查:双侧乳腺低回声结节,考虑:双侧乳腺增生;左侧纤维腺瘤?乳腺影像报告和数据系统(BI-RADS)3级。今为中医治疗就诊。症见:精神好、饮食佳、睡眠可。双侧乳房胀痛,左侧乳房轻微胀痛、有包块,月经正常,二便正常。体格检查:体温36.6 ℃,脉搏82次/分,呼吸20次/分,血压110/78 mmHg。发育正常,神志清楚。心、肺、腹未见明显异常。双侧乳腺结节,左乳1点钟方向可扪及大小为27 mm×20 mm的结节,边界清楚,光滑,活动度好,触痛(-),橘皮征(-),酒窝征(-)。舌淡红苔薄黄有瘀点,脉弦滑。行辅助检查,双侧乳腺超声示:双侧乳腺形态轮廓正常,腺体组织回声结节,左侧乳腺内见低回声结节,大小为27 mm×20 mm(1点钟方向),边界清楚,形态规则;彩色多普勒血流成像(CDFI):边缘见少量血流信号,双侧腋下扫查无明显肿大淋巴结节回声。诊断意见:双侧乳腺增生;左侧纤维腺瘤?BI-RADS 3级。

中医诊断: 乳癖(肝郁痰凝)。

西医诊断: ①双侧乳腺增生;②乳腺纤维腺瘤?

治法: 疏肝解郁,软坚散结。

处方: 疏肝散结汤加味。醋鳖甲30 g(先煎),当归15 g,盐橘核30 g,荔枝核30 g,醋青皮15 g,桃仁15 g,醋三棱15 g,醋莪术15 g,醋延胡索15 g,夏枯草10 g,炒白芍15 g,甘草6 g。7剂,每日1剂,煎取300 mL,每日3次,每次100 mL。

二诊(2012年5月16日):患者诉精神好,饮食可,乳房胀痛减轻。舌淡红苔薄黄有瘀点,脉弦滑。在初诊方基础上加煅牡蛎30 g(先煎)。7剂,每日1剂,煎取300 mL,每日3次,每次100 mL。

三诊(2012年5月23日):患者诉精神、饮食佳,无乳房胀痛,夜间睡眠较差,二便正常,舌淡红苔薄黄,脉弦滑。体格检查:生命体征平稳,双侧乳腺结节减小,左侧乳房1点钟方向可扪及蚕豆大小肿块,无压痛。患者乳房肿块较前减小,考虑治疗有效,嘱其保持心情舒畅,调整用药如下:醋鳖甲30 g(先煎),当归15 g,盐橘核30 g,荔枝核30 g,醋青皮12 g,桃仁15 g,醋三棱15 g,醋莪术15 g,夏枯草10 g,炒白芍15 g,淫羊藿15 g,甘草6 g。7剂,每日1剂,煎取300 mL,每日3次,每次100 mL。

四诊(2012年6月3日):患者诉精神、睡眠、饮食可,自觉乳房肿块减小,乳房无胀痛,情绪较前明显好转,二便正常。体格检查:生命体征平稳,左侧乳房未扪及明显肿块。继续服三诊方7剂,每日1剂,煎取300 mL,每日3次,每次100 mL。

五诊(2012年6月11日):患者诉精神、睡眠、饮食可,自觉乳房肿块减小,乳房无胀痛,情绪较前明显好转,二便正常。舌淡红苔薄黄,脉弦。行辅助检查,双侧乳腺超声:双侧乳腺形态轮廓正常,腺体组织未见回声结节,左侧乳腺内见低回声结节,与前比较结节明显减小,大小为8 mm×11 mm(1点钟方向),边界清楚,形态规则;CDFI:边缘未见少量血流信号,双侧腋下扫查无明显肿大淋巴结节回声。调整用药如下:醋鳖甲30 g(先煎),当归15 g,盐橘核30 g,荔枝核30 g,醋青皮12 g,桃仁15 g,夏枯草10 g,炒白芍15 g,煅牡蛎30 g,淫羊藿15 g,甘草6 g。7剂,每日1剂,煎取300 mL,每日3次,每次100 mL。

六诊(2012年7月9日):患者诉停止服药多日,精神好,无乳房胀痛。嘱其暂时停止服药,随诊。

【验案二】

患者,女,43岁,汉族,已婚,因"双侧乳房包块2年"于2017年7月25日就诊。

初诊:2年前患者体检时发现双侧乳房均有包块,当时体积较小,活动度好,质韧,边界清楚,因局部无红肿疼痛,故未引起重视。1年前因自觉局部包块似有增大,且情绪变化时有明显疼痛,故就诊于某医院诊治,行相关检查后考虑乳腺增生症,予西药(具体不详)口服治疗后,局部包块无明显变化。随后复诊,医院建议手术治疗,患者拒绝。今为中医治疗就诊。症见:双侧乳房轻微疼痛,局部包块。精神、饮食可,睡眠欠佳,二便正常。体格检查:体温36.3℃,脉搏80次/分,呼吸21次/分,血压110/73 mmHg。发育正常,神志清楚。心、肺、腹未见明显异常。左侧乳房3点钟方向可扪及约黄豆大小结节,右乳2点钟方向可扪及约蚕豆大小结节,双侧均边界清楚,光滑,活动度好,触痛(-),橘皮征(-),酒窝征(-),双腋下及锁骨区未扪及明显增大淋巴结。舌淡红苔薄白,脉弦滑。行辅助检查,双侧乳腺超声:双侧乳腺形态轮廓正常,腺体组织回声均质,未见明显增厚,双侧乳腺内见低回声结节,边界清楚,形态规则,双侧腋下扫查无明显肿大淋巴结节回声。诊断:双侧乳腺增生症。

中医诊断:乳癖(肝郁痰凝)。

西医诊断:乳腺增生症。

治法:疏肝解郁,消肿散结。

处方:疏肝散结汤。醋鳖甲30 g(先煎),当归15 g,盐橘核30 g,荔枝核30 g,醋青皮15 g,桃仁15 g,醋三棱15 g,醋莪术15 g,夏枯草10 g,炒白芍15 g,甘草6 g。7剂,每日1剂,煎取300 mL,每日3次,每次100 mL。

二诊(2017年8月1日):患者诉精神、饮食可,睡眠欠佳,双侧乳房结节,局部偶有轻微胀痛,二便正常。舌淡红苔薄白,脉弦滑。体格检查无新增阳性体征。行辅助检查,血常规、肝功能、肾功能、电解质、葡萄糖、凝血功能均未见异常。考虑患者病情无特殊变化,以疏肝解郁、消肿散结、行气止痛为法,在初诊方基础上加延胡索15 g,郁金10 g。14剂,每日1剂,煎取300 mL,每日3次,每次100 mL。

三诊(2017年8月15日):患者诉神清,无恶心呕吐,饮食欠佳,无乳房胀痛,左侧乳房扪及明显肿块,右侧乳房2点钟方向可扪及约蚕豆大小结节,双侧均边界清楚,光滑,活动好,触痛(-),橘皮征(-),无腹痛,余未诉特殊不适,二便正常。舌淡红苔薄白,脉弦。以疏肝解郁、消肿散结、益阴温阳为法,调整用药如下:醋鳖甲30 g(先煎),当归15 g,盐橘核30 g,荔枝核30 g,淫羊藿15 g,桃仁15 g,夏枯草15 g,炒白芍15 g,煅牡蛎30 g(先煎),甘草6 g。14剂,每日1剂,煎取300 mL,每日3次,每次100 mL。

四诊(2017年9月2日):患者诉无乳房胀痛,双侧乳房触诊未见肿块,二便正常。舌淡红苔薄白,脉弦。行辅助检查,双侧乳腺超声:双侧乳腺形态轮廓正常,腺体组织回声均质,未见明显增厚,边界清楚,形态规则,双侧腋下扫查无明显肿大淋巴结节回声。嘱停止服药,随诊。

【按语】

乳癖是临床常见病、多发病,因此要引起注意。乳癖多由七情所伤,气郁化火,痰瘀互结,壅积成块,积于乳房而致。疏肝散结汤中醋鳖甲软坚散结;盐橘核、荔枝核散结止痛;醋三棱、醋莪术活血破瘀;夏枯草散结;炒白芍敛阴。诸药合用,疏肝解郁、软坚散结,用于乳腺增生症初期、中期,收效后加淫羊藿、菟丝子等,以温阳益阴之功。

淋　证

淋证是以小便频急、淋漓不尽、尿道涩痛、小腹拘急、痛引腰腹为主要表现的疾病。可分热淋、石淋、气淋、血淋、膏淋、劳淋等。

淋证多因饮食劳倦、湿热侵袭而致，以肾虚、膀胱湿热、气化失司为主要病机。淋证有虚有实，初病多实，久病多虚，体弱及久病患者则可虚实并见。实证多在膀胱和肝，虚证多在肾和脾。

方名：黄芪化湿汤。

方药：黄芪 30 g，炒白术 10 g，升麻 10 g，马鞭草 15 g，粉草薢 20 g，石菖蒲 10 g，益智仁 30 g，乌药 10 g，蒲公英 30 g，车前草 20 g，仙鹤草 30 g。

功效：益气升阳，凉血解毒，利湿。

主治：尿频、尿急、尿痛，及膀胱炎、尿路感染、急性肾炎等。

用法：每日 1 剂，煎取 300 mL，每日 3 次，每次 100 mL。

方解：黄芪味甘，性微温，归脾、肝、肾经，具有补气固表、利尿、托毒排脓等功效。升麻味甘、辛，性微寒，归肺、脾、大肠、胃经，具有发表透疹、清热解毒、升阳举陷等功效。炒白术味苦、甘，性温，归脾、胃经，具有燥湿利水等功效。马鞭草味苦，性凉，归肝、脾经，具有清热解毒、活血散瘀、利水消肿等功效。粉草薢味苦，性平，归肾、胃经，具有利湿去浊、祛风除痹等功效。石菖蒲味苦、辛，性温，归心、胃经，具有化湿开胃、开窍豁痰、醒神益智等功效。益智仁味辛，性温，归脾、肾经，具有温脾止泻、暖肾缩尿固精等功效。乌药味辛，性温，归肺、脾、肾、膀胱经，具有行气止痛、温肾散寒等功效。蒲公英味苦、甘，性寒，归肝、胃经，具有清热解毒、消肿散结、利尿通淋等功效。车前草味甘，性寒，归肝、肾、膀胱经，具有清热、利尿、祛痰、凉血、解毒等功效。仙鹤草味苦、涩，性平，归心、肝经，具有收敛止血、截疟、止痢、解毒、补虚等功效。诸药合用，益气升阳、凉血解毒、利湿。

【验案一】

患者，女，66 岁，汉族，农民，因"下腹部反复疼痛 2 年，再发加重伴尿频、尿痛 1 周"于 2018 年 10 月 7 日就诊。

初诊：2 年前患者无明显诱因感下腹部胀痛不适，症状较轻，无畏寒发热，无恶心呕吐，无胸闷气短，无夜间潮热盗汗等。因未影响日常生活，当时未就诊，但不适症状反复发作，仍未引起重视。1周前自觉上述症状再发加重,且伴有尿频、尿痛,劳累后症状为甚,就诊于某诊所予药物(具体不详)口服治疗,但症状无明显好转,随后就诊于某医院予药物(具体不详)输液治疗4天,其下腹部胀痛及尿痛症状稍有减轻。今为中医治疗就诊。症见:神清、神萎,感下腹部胀痛不适,伴尿频、尿痛,劳累后症状为甚。饮食可,睡眠欠佳,大便正常。体格检查:体温36.5℃,脉搏77次/分,呼吸21次/分,血压105/60 mmHg。体型偏胖,体格检查合作。心、肺未见明显异常。腹平软,下腹部深压不适,无反跳痛及肌紧张,墨菲征阴性。双下肢无水肿。四肢肌力、肌张力均正常。生理反射存在,病理征未引出。舌淡红苔薄白,脉沉细。行辅助检查,随机末梢血糖:5.6 mmol/L;尿常规:白细胞(++)、尿蛋白(±),尿胆原(+)。

中医诊断:淋证(气淋)。

西医诊断:膀胱炎。

治法:益气升阳,凉血解毒,利湿。

处方:黄芪化湿汤。黄芪30 g,炒白术10 g,升麻10 g,马鞭草15 g,粉萆薢20 g,石菖蒲10 g,益智仁30 g,乌药10 g,蒲公英30 g,车前草20 g,仙鹤草30 g。4剂,每日1剂,煎取300 mL,每日3次,每次100 mL。

二诊(2018年10月11日):患者诉时有下腹部坠胀不适,尿频、尿痛症状有所改善,轻微肢体乏力,无发热,无肢体麻木等。精神、饮食、睡眠可,大便正常。舌淡红苔薄白,脉沉细。以益气升阳、凉血解毒、健脾利湿为法,在初诊方基础上加茯苓30 g。5剂,每日1剂,煎取300 mL,每日3次,每次100 mL。

三诊(2018年10月16日):患者诉无尿频、尿痛,偶有下腹部不适感,无腹痛、腹泻,无畏寒发热等。尿常规:白细胞(+)、尿蛋白(-),尿胆原(-)。舌淡红苔薄白,脉细。以益气健脾、凉血活血、解毒利湿为法,调整用药如下:黄芪30 g,炒白术15 g,粉萆薢15 g,石菖蒲10 g,益智仁20 g,乌药10 g,仙鹤草30 g,鸡血藤10 g,车前草10 g。4剂,每日1剂,煎取300 mL,每日3次,每次100 mL。

四诊(2018年10月20日):患者诉下腹部不适及尿频、尿痛症状已消失。精神状态佳,饮食、睡眠可,二便正常。舌淡红苔薄白,脉细。体格检查:生命体征正常,心、肺、腹未见明显异常。行辅助检查,随机末梢血糖:5.8 mmol/L;尿常规:白细胞(-),尿蛋白(-),尿胆原(-)。考虑患者临床症状消失,嘱其停药,随诊。

【验案二】

患者,女,48岁,汉族,农民,因"尿频、尿急,伴尿痛1周"于2019年7月13日就诊。

初诊:1周前患者无明显诱因出现尿频、尿急,伴尿痛症状,开始时症状轻微,尚可忍受,无腹痛、腹胀,无畏寒发热,无心慌胸闷等。就诊于某诊所,予"三金片""氧氟沙星胶囊"等口服治疗,其症状稍有减轻,停服药物后尿痛症状较前加重,偶有下腹部胀满不适,且劳累后尤甚。无畏寒发热,无恶心呕吐,无胸闷气短。今为中医治疗就诊。症见:神清、神萎,尿频、尿急、尿痛,时感下腹部胀满不适,劳累后尤甚。精神、睡眠欠佳,饮食可,大便正常。体格检查:体温36.8 ℃,脉搏62次/分,呼吸20次/分,血压136/70 mmHg。痛苦面容,体格检查合作。心、肺未见明显异常。腹平软,下腹部深压不适,无反跳痛及肌紧张。双下肢无水肿。四肢肌力、肌张力均正常。生理反射存在,病理征未引出。舌红苔薄黄,脉弦数。行辅助检查,随机末梢血糖:4.7 mmol/L;尿常规:白细胞(+++)。

中医诊断:淋证(气淋)。

西医诊断:膀胱炎。

治法:补中益气,利尿通淋。

处方:黄芪化湿汤加味。黄芪30 g,升麻10 g,炒白术10 g,马鞭草15 g,粉萆薢20 g,石菖蒲10 g,益智仁30 g,乌药10 g,蒲公英30 g,金银花30 g,紫花地丁20 g,车前草20 g,仙鹤草30 g。4剂,每日1剂,煎取300 mL,每日3次,每次100 mL。

二诊(2019年7月17日):患者尿痛症状有所减轻,仍时有尿频、尿急,下腹部胀满症状减轻。精神、睡眠较前改善,饮食可,大便正常。舌淡红苔白腻,脉弦数。考虑目前患者病情有好转,故继续服初诊方5剂,每日1剂,煎取300 mL,每日3次,每次100 mL。

三诊(2019年7月22日):患者下腹部胀满感消失,尿频、尿急症状减轻,尿痛症状明显好转,余无特殊不适,一般情况可。考虑患者病情明显减轻,故嘱其继续服二诊方4剂后停药,随诊。

【按语】

黄芪化湿汤适用于湿热蕴结下焦,肾与膀胱气化不利所致尿急、尿频、尿痛等;淋证病位在膀胱与肾,病初多邪实,久病由实转虚,或虚实夹杂。本方以黄芪为君,益气利水升湿;升麻升阳;石菖蒲化湿。本病多久病成瘀,加以鸡血藤、马鞭草活血;益智仁暖肾缩泉;乌药温肾;蒲公英、车前草清热利湿。本方临床长期运用,取得良效。

咳 嗽

咳嗽是一种呼吸道常见症状,由于气管、支气管黏膜或胸膜受炎症、异物等刺激引起,多先是声门关闭、呼吸肌收缩、肺内压升高,然后声门张开,肺内空气喷射而出,通常伴随声音。

外感引起的咳嗽大多伴有发热、头痛、恶寒等,起病较急,病程较短;内伤所致咳嗽,一般无外感症状,起病慢,病程长,常伴有脏腑功能失调的症状。咳嗽的病机:因肺气不清,失于宣肃,上逆作声而引起咳嗽。

方名:射干桔梗汤。

方药:射干10 g,桔梗15 g,藏青果10 g,炒僵蚕10 g,地黄20 g,蜜枇杷叶10 g,当归10 g,金银花20 g,山慈菇10 g,蜜款冬花10 g,山豆根10 g,甘草10 g。

功效:止咳化痰,清热宣肺。

主治:咳嗽,咳痰,咽喉瘙痒,急性、慢性支气管炎,慢性咽炎,肺部感染等。

用法:每日1剂,煎取300 mL,每次100 mL,每日3次。

方解:射干味苦,性寒,有微毒,具有清热解毒、散结消炎、消肿止痛、止咳化痰等功效。桔梗具有宣肺利咽、祛痰、排脓等功效。藏青果味苦、微甘、涩,性微寒,具有清热生津、解毒等功效。炒僵蚕味咸、辛,性平,具有息风止痉、祛风止痛、化痰散结等功效。地黄味甘,性寒,归心、肝、肾经,具有清热凉血、养阴生津等功效。蜜枇杷叶味苦、微辛,性微寒,具有清肺止咳、和胃利尿、止渴等功效。当归味甘、辛,性温,具有补血、活血、润燥等功效。金银花味甘,性寒,归肺、胃经,具有清热解毒等功效。山慈菇味甘、微辛,性凉,具有清热解毒、消痈散结等功效。蜜款冬花味辛、微甘,性温,归肺经,具有润肺下气、化痰止咳等功效。山豆根味苦,性寒,有毒,具有清热解毒、消肿利咽等功效。甘草调和诸药。诸药合用,止咳化痰、清热宣肺。

【验案一】

患者,女,54岁,汉族,职工,因"咳嗽、咳痰30余年"于2018年11月16日就诊。

初诊:30多年前患者无明显诱因出现咳嗽、咳痰,偶有心慌、胸闷症状,无畏寒发热,无恶心呕吐等,患病期间于多地医院住院治疗,症状稍有好转。现自觉咳嗽、咳痰症状较前加重,偶有全身乏力及喘息症状,未予特殊治疗。今为中医治疗就诊。症见:神清、神可,阵发性咳嗽、咳痰,自觉全身乏力,偶有胸闷气短,无畏寒发热,无恶心呕吐。睡眠、饮食、精神尚可,二便正常。舌红苔黄,脉数。体格检查:体温36.5 ℃,脉搏77 次/分,呼吸21 次/分,血压105/60 mmHg。体型中等,慢性病面容。双肺呼吸音粗,闻及明显干、湿啰音。心前区无隆起,触诊无震颤,心界叩诊不大,心率77 次/分,心律齐,各瓣膜听诊区未闻及病理性杂音。腹平软,全腹无压痛、反跳痛及肌紧张,双肾区无叩击痛,移动性浊音阴性。双下肢无水肿。四肢肌力、肌张力均正常。生理反射存在,病理征未引出。行辅助检查,随机末梢血糖:5.6 mmol/L;胸部CT:双下肺肺炎。

中医诊断:咳嗽(风邪犯肺)。

西医诊断:①慢性支气管炎急性发作。②双下肺肺炎。

治法:止咳化痰,清热宣肺。

处方:射干桔梗汤。射干10 g,桔梗15 g,藏青果10 g,炒僵蚕10 g,地黄20 g,蜜枇杷叶10 g,当归10 g,金银花20 g,山慈菇10 g,蜜款冬花10 g,山豆根10 g,甘草10 g。5 剂,每日1 剂,煎取300 mL,每日3 次,每次100 mL。

二诊(2018 年11 月21 日):患者自觉咳嗽、咳痰症状较前减轻,无畏寒发热,无恶心呕吐,无胸闷气短,二便正常。舌淡红苔薄黄,脉数。结合患者病情,在初诊方基础上加鱼腥草15 g。7 剂,每日1 剂,煎取300 mL,每日3 次,每次100 mL。

三诊(2018 年11 月29 日):患者晨起偶有咳嗽,无咯痰,无发热畏寒,无咯血、浓痰,无心悸。舌淡红苔薄黄,脉滑。患者病情减轻,考虑治疗有效,继续服二诊方3 剂,每日1 剂,煎取300 mL,每日3 次,每次100 mL。

【验案二】

患者,男,65 岁,汉族,农民,因"间断咳嗽、咳痰10 余年,加重5 天"于2019 年2 月10 日就诊。

初诊:10 多年前患者受凉后出现咳嗽、咳痰,咯黄色黏痰,不易咯出,无畏寒发热,无恶心呕吐等,患病期间于多地医院住院治疗,症状稍有好转。5 天前受凉后上述症状较前加重,伴喘息,未予特殊治疗。今为中医治疗就诊。症见:神清、神萎,咳嗽、咯痰,咯黄色黏痰,不易咯出,喘息,无畏寒发热,无恶心呕吐。睡眠、饮食尚可,二便正常。舌红苔黄,脉滑数。体格检查:体温36.7 ℃,脉搏84 次/分,呼吸20 次/分,血压116/74 mmHg。体型中等。双肺呼吸音粗,可闻及湿啰音,以右下肺明显。心前区无隆起,触诊无震颤,心界叩诊不大,心率84 次/分,心律齐,各瓣膜听诊区未闻及病理性杂音。腹平软,全腹无压痛、反跳痛及肌紧张,墨菲征阴性,双肾区无叩击痛。双下肢无水肿。四肢肌力、肌张力均正常。生理反射存在,病理征未引出。行辅助检查,胸部CT:肺气肿,右下肺感染征象。

中医诊断:咳嗽(风邪犯肺)。

西医诊断:慢性阻塞性肺疾病急性加重期。

治法:止咳化痰,清热宣肺。

处方：射干桔梗汤减味。射干10 g,桔梗15 g,藏青果10 g,炒僵蚕10 g,地黄20 g,蜜枇杷叶10 g,当归10 g,金银花20 g,山慈菇10 g,蜜款冬花10 g,山豆根10 g,甘草6 g。5剂,每日1剂,煎取300 mL,每日3次,每次100 mL。

二诊(2019年2月15日)：患者咳嗽、咯痰,咯黄色黏痰,呈阵发性发作,以晨起时明显。舌红苔黄,脉数。结合患者病情,在初诊方基础上加地龙10 g。7剂,每日1剂,煎取300 mL,每日3次,每次100 mL。

三诊(2019年2月22日)：患者咳嗽较前明显好转,咯白痰,易咯出。舌淡苔黄,脉数。继续服二诊方4剂,每日1剂,煎取300 mL,每日3次,每次100 mL。4剂后患者无明显咳嗽、咯痰症状,自行停药。

[验案三]

患者,女,68岁,汉族,农民,因"间断咳嗽、咳痰8年,加重2天"于2019年7月1日就诊。

初诊：8年前患者受凉后出现咳嗽,咯白色黏痰,不易咯出,无咯血、脓痰,无畏寒发热,无恶心呕吐等。就诊于私人诊所,予口服药物(具体不详)治疗,症状稍有好转。8年来上述症状反复发作,每年发作至少3次,累计可达3个月以上。2天前受凉后上述症状较前加重,伴阵发性心悸、喘息、气短,未予特殊治疗。今为中医治疗就诊。症见：神清、神萎,咳嗽,咯白色黏痰,不易咯出,伴阵发性心悸、喘息、气短。睡眠、饮食、精神欠佳,二便正常。舌红苔白腻,脉滑数。体格检查：体温36.6 ℃,脉搏78次/分,呼吸22次/分,血压121/84 mmHg。体型中等,口唇无发绀,双肺呼吸音粗,可闻及湿啰音,以右下肺明显。心前区无隆起,触诊无震颤,心界叩诊不大,心率78次/分,心律齐,各瓣膜听诊区未闻及病理性杂音。腹平软,全腹无压痛、反跳痛及肌紧张,墨菲征阴性。双下肢无水肿。四肢肌力、肌张力均正常。生理反射存在,病理征未引出。行辅助检查,胸部CT：慢性支气管炎,双下肺感染征象。

中医诊断：咳嗽(风邪犯肺)。

西医诊断：①慢性支气管炎急性加重期;②双下肺感染。

治法：止咳化痰,清热宣肺。

处方：射干桔梗汤减味。射干10 g,桔梗15 g,藏青果10 g,炒僵蚕10 g,地黄20 g,蜜枇杷叶10 g,当归10 g,金银花20 g,山慈菇10 g,蜜款冬花10 g,山豆根10 g,甘草6 g。5剂,每日1剂,煎取300 mL,每日3次,每次100 mL。

二诊(2019年7月6日)：患者咳嗽,咯白色黏痰,心悸、喘息症状稍有减轻。舌红苔白腻,脉数。在初诊方基础上加地龙10 g、鱼腥草15 g。7剂,每日1剂,煎取300 mL,每日3次,每次100 mL。

三诊(2019年7月13日)：患者精神状态较前好转,咳嗽、咯痰症状较前好转,感口干,无喘息、气促,无心悸、胸闷,无恶心呕吐。体格检查：生命体征平稳,双下肺可闻及少许湿啰音,心、腹未见明显异常。考虑目前患者咳嗽症状较前改善,但感口干不适,调整用药如下:射干10 g,桔梗15 g,藏青果10 g,炒僵蚕10 g,地黄20 g,蜜枇杷叶10 g,当归10 g,金银花20 g,山慈菇10 g,蜜款冬花10 g,山豆根10 g,连翘20 g,玄参15 g,甘草6 g。5剂,每日1剂,煎取300 mL,每次100 mL,每日3次。

四诊(2019年7月18日):患者诉晨起偶有咳嗽,无咯痰,无喘息、口干、口苦。舌淡苔白,脉滑。体格检查:双肺呼吸音粗,未闻及明显干、湿啰音。目前患者咳嗽症状明显减轻,嘱其停药。

【按语】

咳嗽是临床常见病,是因邪客肺气,肺失宣降,肺气不清所致。《景岳全书》:"咳证虽多,无非肺病。"《医学心悟》:"肺体属金,譬若钟然,钟非叩不鸣。风寒暑湿燥火,六淫之邪,自外击之则鸣,劳欲情志饮食炙爆之火,自内攻之则亦鸣。"咳嗽是内外病邪犯肺,肺脏祛邪外达所致,射干桔梗汤中射干、桔梗清热解毒、宣肺利咽,蜜枇杷叶、蜜款冬花止咳利咽,若痰多,加地龙等。本方临床应用,疗效显著。

粉 刺

粉刺是毛囊皮脂腺的一种慢性炎症性皮肤病,主要好发于青少年,对青少年的心理和社交影响很大,但青春期后往往能自行减轻或痊愈。临床表现以面部丘疹、脓疱、结节等多形性皮损为特点。

近代中医在传统肺热、风热、血热、湿热等发病理论的基础上,提出了冲任不调、肾阴不足、血瘀痰结等观点,进一步补充、完善了粉刺的发病机制。

方名一:解毒消瘀汤。

方药:水牛角30 g,黄芩10 g,白芷20 g,僵蚕10 g,炒薏苡仁30 g,金银花20 g,皂角刺10 g,天花粉10 g,当归10 g,蒲公英30 g,刺蒺藜10 g,甘草6 g。

功效:清热凉血,软坚消肿。

主治:面部、背部、胸部丘疹呈红色,密集如粟粒状分布,或有痒痛,疮面偶有散在脓点等。

用法:每日1剂,煎取300 mL,每日2次,每次100 mL。忌辛辣腥热食物。

方解:水牛角、黄芩具有清热、凉血、解毒等功效,适用于斑疹、痈疽肿毒;当归具有活血等功效;白芷具有祛风除湿、止痛、消肿排脓等功效;僵蚕具有祛风散结等功效;刺蒺藜具有平肝、解郁、活血祛风、止痒等功效;炒薏苡仁具有利水消肿、健脾去湿、清热排脓等功效;蒲公英具有清热解毒等功效;甘草调和诸药。诸药合用,清热凉血、软坚消肿。

【验案一】

患者,女,30岁,汉族,因"面部、额部痤疮,有散在脓点2年,加重1周"于2012年8月7日就诊。

初诊:2年前患者面部、额部痤疮,疮面疹点密布,有散在脓点,吃辛辣食物后症状有加重,用药效果差。今为中医治疗就诊。症见:面部、额部痤疮,疮面疹点密布,有散在脓点,无畏寒发热,无恶心呕吐,睡眠、饮食、精神尚可,月经正常,二便正常。舌红苔黄,脉滑数。体格检查:体温36.9 ℃,脉搏86次/分,呼吸20次/分,血压126/64 mmHg。神清、神萎,体型中等。心、肺、腹未见明显异常。墨菲征阴性,双肾区无叩击痛。双下肢无水肿。四肢肌力、肌张力均正常。生理反射存在,病理征未引出。舌红苔黄,脉弦。行辅助检查,血常规:正常。

中医诊断：粉刺（血热）。

西医诊断：痤疮。

治法：清热凉血，软坚消肿。

处方：解毒消瘀汤。水牛角30 g，黄芩10 g，白芷20 g，僵蚕10 g，炒薏苡仁30 g，金银花20 g，皂角刺10 g，天花粉10 g，当归10 g，蒲公英30 g，刺蒺藜10 g，甘草6 g。5剂，每日1剂，煎取300 mL，每日2次，每次100 mL。

二诊（2012年8月13日）：患者面部、额部痤疮稍好转，疮面疹点密布，散在脓点减少。舌红苔薄黄，脉弦。继续服初诊方5剂，每日1剂，煎取300 mL，每日2次，每次100 mL。

三诊（2012年8月21日）：患者面部、额部痤疮脓点减少，疮面疹点减少。舌红苔薄黄，脉弦。在初诊方基础上加连翘30 g。5剂，每日1剂，煎取300 mL，每日2次，每次100 mL。

四诊（2012年8月26日）：患者面部、额部痤疮部分愈后结痂，疮面疹点减少，无脓点。舌红苔薄黄，脉弦。以清热凉血、解毒消肿为法，调整用药如下：水牛角30 g，黄芩15 g，僵蚕10 g，炒薏苡仁30 g，金银花20 g，皂角刺10 g，天花粉15 g，蒲公英30 g，连翘30 g，藁本10 g，积雪草10 g，甘草6 g。7剂，每日1剂，煎取300 mL，每日2次，每次100 mL。

五诊（2012年9月4日）：患者面部、额部痤疮愈后结痂，无脓点，月经正常来潮。舌红苔薄黄，脉弦。已愈。嘱其忌辛辣刺激食物，随诊。

【验案二】

患者，男，25岁，汉族，因"疮面疹点密布3年，加重1个月"于2014年4月5日就诊。

初诊：3年前患者面部、额部、背部痤疮，疮面疹点密布，有散在脓点，于某医院行皮肤清创术等治疗，无效，病情逐渐加重。1个月前无明显诱因上述症状加重，于院外治疗，效果不佳。今为中医治疗就诊。症见：面部、额部、背部疮面疹点密布，有少许散在脓点，有结痂，无畏寒发热，无恶心呕吐，睡眠、饮食、精神尚可，二便正常。体格检查：体温36.9 ℃，脉搏79次/分，呼吸20次/分，血压118/66 mmHg。神清，心、肺、腹未见明显异常。墨菲征阴性，双肾区无叩击痛。双下肢无水肿。四肢肌力、肌张力均正常。生理反射存在，病理征未引出。舌红苔黄，脉滑弦。行辅助检查，血常规：正常。

中医诊断：粉刺（血热）。

西医诊断：痤疮。

治法：清热凉血，散结消肿。

处方：解毒消瘀汤加减。水牛角30 g，炒薏苡仁40 g，白芷30 g，天花粉15 g，地黄20 g，皂角刺10 g，僵蚕10 g，栀子10 g，荆芥10 g，金银花15 g，浙贝母15 g，车前子15 g（包煎）。7剂，每日1剂，煎取300 mL，每日2次，每次100 mL。

二诊（2014年4月12日）：患者症状好转。体格检查：面部、额部、疮面疹点颜色变淡，散在脓点减少，面部遗留疤痕明显好转。舌红苔薄黄，脉弦。继续服初诊方7剂，每日1剂，煎取300 mL,每日2次,每次100 mL。

三诊(2014年4月19日):患者面部、额部、口唇周疮面疹点较前减少,面部疤痕变淡,大部分消失。舌红苔黄,脉弦。在初诊方基础上减荆芥,加积雪草15 g。7剂,每日1剂,煎取300 mL,每日2次,每次100 mL。

四诊(2014年4月26日):患者面部、额部疮面疹点减少2/3,口唇周无疹点,面部疤痕变淡,大部分消失。舌红苔黄,脉弦。调整用药如下:水牛角30 g,炒薏苡仁40 g,白芷30 g,天花粉15 g,地黄20 g,皂角刺10 g,金银花15 g,浙贝母10 g,当归10 g,甘草6 g。14剂,每日1剂,煎取300 mL,每日2次,每次100 mL。

五诊(2015年5月6日):回访,已愈。

【验案三】

患者,男,16岁,因"双侧面部、额部、唇周密布斑疹1年,加重2周"于2014年7月25日就诊。

初诊:1年前患者双侧面部、额部、唇周密布斑疹,部分起脓点,就诊于某医院行相关检查,考虑痤疮,经西药治疗后症状稍有减轻。现面部、额部、唇周斑疹密布,面部有疤,有脓点。2周前无明显诱因病情逐渐加重,今为中医治疗就诊。症见:双侧面部、额部、唇周密布斑疹,有少许散在脓点,有结痂,无畏寒发热,无恶心呕吐,睡眠、饮食、精神尚可,二便正常。体格检查:体温36.3 ℃,脉搏74次/分,呼吸20次/分,血压111/62 mmHg。神清,心、肺、腹未见明显异常。墨菲征阴性,双肾区无叩击痛。双下肢无水肿。四肢肌力、肌张力均正常。生理反射存在,病理征未引出。舌红苔黄,脉弦。行辅助检查,血常规:正常。

中医诊断:粉刺(血热)。

西医诊断:痤疮。

治法:清热凉血,散结消肿。

处方:解毒消瘀汤加减。水牛角30 g,白芷20 g,连翘20 g,地黄20 g,藁本10 g,皂角刺10 g,车前子10 g(包煎),僵蚕10 g,蒲公英30 g,紫花地丁20 g,炒薏苡仁30 g。7剂,每日1剂,煎取300 mL,每日2次,每次100 mL。

二诊(2014年8月1日):患者面部、额部斑疹好转,脓点排出。体格检查:双侧面部、额部、唇周斑疹部分起脓点,好转70%。舌红苔黄,脉弦。继续服初诊方7剂,每日1剂,煎取300 mL,每日2次,每次100 mL。

三诊(2014年8月8日):患者面部、额部、唇周疮面斑疹及面部疤痕消失2/3。舌红苔黄,脉弦。调整用药如下:水牛角30 g,白芷20 g,连翘20 g,地黄20 g,黄芩15 g,皂角刺10 g,僵蚕10 g,蒲公英30 g,紫花地丁20 g,炒薏苡仁30 g,浙贝母10 g,甘草6 g。14剂,每日1剂,煎取300 mL,每日2次,每次100 mL。

四诊(2014年8月15日):考虑患者已愈,为巩固疗效继续服三诊方7剂,每日1剂,煎取 300 mL,每日 2 次,每次 100 mL。

五诊(2014 年 8 月 25 日):回访,患者已停止服药,已愈。

【按语】

解毒消瘀汤中黄芩、金银花、天花粉、甘草、当归益阴养血。《日华子本草》记载连翘:"通小肠,排脓。治疮疖,止痛,通月经。"连翘抗菌谱很广,有明显的抗炎作用,可促进炎性屏障的形成,降低毛细血管通透性,减少炎性渗出,消除痤疮引起的局部红肿,对皮脂腺分泌有一定的抑制作用,减少皮肤过度油腻,对油性皮肤有改善肤质的功效。连翘能保护正常皮肤,减少痤疮和毛囊炎的发生。地黄清热凉血、养阴生津。藁本祛风止痛、散寒通窍,且消肿排脓效果显著。炒薏苡仁、白芷共用利水消肿、健脾祛湿、舒筋除痹、清热排脓,为常用的利水渗湿药。皂角刺拔毒祛风、消肿排脓,能祛痘淡化疤痕。

方名二:搜风清热祛斑汤。
方药:荆芥 10 g,防风 10 g,炒薏苡仁 30 g,金银花 20 g,马齿苋 15 g,蛇床子 15 g,当归 10 g,川芎 10 g,白芷 20 g,浙贝母 10 g,天花粉 15 g,僵蚕 10 g,全蝎 6 g(兑服),蜈蚣 1 条(兑服),甘草 6 g。
功效:疏风,清热凉血,软坚消肿。
主治:面部、背部、胸部丘疹呈红色,密集如粟粒状分布,有痒痛等。
用法:每日 1 剂,煎取 300 mL,每日 3 次,每次 100 mL。忌辛辣腥热食物。
方解:荆芥、防风疏风退疹。蛇床子解毒杀虫、燥湿、祛风,《生草药性备要》谓其"敷疮止痒,洗螆癞"。当归活血益阴。白芷散风除湿,止痛,消肿排脓。《开宝本草》记载马齿苋:"生捣绞汁服,当利下恶物,去白虫。"川芎味辛,能升上而不能下守,但血贵宁静而不贵躁动,方中用川芎以畅血中之元气,使血自生,非谓其能养血也,因痤疮较重,长期未愈,故用之。《本草纲目》记载全蝎:"治大人疟疾,耳聋,疝气,诸风疮。"但全蝎味甘,其止痉作用较僵蚕强,并有毒,可攻毒散结。僵蚕味咸,入肺经,无毒,具祛风化痰、散结消肿之功。炒薏苡仁味甘、淡,性微寒,具有利水消肿、健脾祛湿、清热排脓等功效。金银花、天花粉益阴养血。浙贝母清热散结。蜈蚣通络止痛。甘草调和诸药。诸药合用,疏风、清热凉血、软坚消肿。

【验案】

患者,女,29 岁,汉族,因"肩、背、腰密布疹点 20 余年,逐渐加重 1 个月"于 2017 年 6 月 30 日就诊。

初诊:患者 20 多年前肩、背、腰密布疹点,呈粟粒状分布,色黑,无脓点,无瘙痒,间断服中西药(不详)治疗,未见好转。1 个月前上述症状逐渐加重,无畏寒发热,无恶心呕吐,睡眠、饮食、精神尚可,二便正常。体格检查:体温36.8 ℃,脉搏74次/分,呼吸21次/分,血压107/66 mmHg。神清,心、肺、腹未见明显异常。双肾区无叩击痛。双下肢无水肿。四肢肌力、肌张力均正常。生理反射存在,病理征未引出。舌红苔黄,脉弦。行辅助检查,血常规:正常。

中医诊断:粉刺(血热)。

西医诊断:痤疮。

治法:疏风,清热凉血,软坚消肿。

处方:搜风清热祛斑汤。荆芥10 g,防风10 g,炒薏苡仁30 g,金银花20 g,马齿苋15 g,蛇床子15 g,当归10 g,川芎10 g,白芷20 g,浙贝母10 g,天花粉15 g,僵蚕10 g,全蝎6 g(兑服),蜈蚣1条(兑服),甘草6 g。7剂,每日1剂,煎取300 mL,每日3次,每次100 mL。用药渣煎水洗肩、背、腰疹点部位。

二诊(2017年7月7日):患者肩、背、腰疹点好转。体格检查:肩、背、腰密布疹点,呈粟粒状分布,色黑减轻,部分有结痂痕迹。舌红苔薄黄,脉弦。调整用药如下:荆芥10 g,防风10 g,炒薏苡仁30 g,金银花15 g,马齿苋15 g,地肤子15 g,生地黄20 g,当归10 g,川芎10 g,白芷20 g,浙贝母10 g,天花粉15 g,僵蚕10 g,全蝎6 g(兑服),蜈蚣1条(兑服),甘草6 g。7剂,每日1剂,煎取300 mL,每日3次,每次100 mL。用药渣煎水洗肩、背、腰疹点部位。

三诊(2017年7月14日):患者肩、背、腰疹点好转。体格检查:肩、背、腰疹点呈粟粒状分布,色黑减轻,肤色变浅,疹点消退,部分有结痂痕迹。舌红苔薄黄,脉弦。继续服二诊方7剂,每日1剂,煎取300 mL,每日3次,每次100 mL。用药渣煎水洗肩、背、腰疹点部位。

四诊(2017年7月21日):患者疹点已愈。体格检查:全身肩、背、腰疹点消退,肤色变浅。舌红苔薄黄,脉弦。继续服二诊方7剂,每日1剂,煎取300 mL,每日3次,每次100 mL。

五诊(2012年8月12日):患者已愈。嘱停止服药,随诊。

【按语】

搜风清热祛斑汤适用于斑疹时间长、有硬结、瘙痒,或粉刺等,本方以全蝎、蜈蚣搜风通络、解毒、散结消肿,脓去毒清结消则新肉生,使皮肤恢复美貌。

心　痛

心痛是气滞、血瘀、痰阻、寒凝等导致心脉挛急或闭塞，以膻中及左胸疼痛等为主要表现的疾病。轻者仅感胸闷如窒，呼吸欠畅；重者感膻中及左胸突然疼痛如刺、如灼、如绞，面色苍白，大汗淋漓，四肢不温。中医认为心痛是一种本虚标实证，其病位在心，正如《诸病源候论》所说："心为诸脏主而藏神，其正经不可伤，伤之而痛，为真心痛。"脏腑功能失调，都会影响心主血脉的功能。在正虚的基础上，气滞、痰阻、血瘀是心痛的主要病因，患者多见膻中或心前区憋闷疼痛，甚则痛及左肩背、咽喉、胃脘部、左上臂内侧等部位，呈反复发作，一般持续几秒到几十分钟，休息或用药后可缓解。常伴有心悸、气短、自汗，甚则喘息不得卧，严重者可见疼痛剧烈，持续不解，汗出肢冷，面色苍白，唇甲青紫，脉散乱或微细欲绝等危候，可发生猝死。

方名：益气通络汤。

方药：西洋参10 g，丹参15 g，三七6 g，当归20 g，延胡索15 g，檀香9 g，琥珀6 g，苏木10 g，玄参20 g，金银花20 g，甘草10 g。

功效：益气活血，宽胸行气，通络止痛。

主治：心前区憋闷疼痛，甚则痛至左肩背、咽喉、左上臂内侧等部位，排除其他严重心脏病变所致的心绞痛。

用法：每日1剂，煎取300 mL，每日3次，每次100 mL。

方解：西洋参味苦、微甘，性寒，归心、肺、胃经，具有补气荣络、生津固脱、降血脂、抗动脉粥样硬化等功效，具有保护心肌缺血后再灌注损伤的作用，提高心肌细胞耐缺氧能力和对抗再供氧造成的损伤；丹参味苦，性微寒，归心、肝经，具有活血祛瘀、凉血消肿、除烦安神等功效；三七味甘、微苦，性温，归肝、胃、大肠经，具有养血活血、散瘀等功效；当归味甘、辛，性温，归心、肝、脾经，具有补血通络等功效；延胡索味辛、苦，性温，具有理气止痛、活血散瘀等功效；檀香味辛，性温，归脾、胃、肺经，具有理气、散寒、和胃、止痛等功效；琥珀味甘，性平，归心、肝、膀胱经，具有镇惊安神、活血散瘀等功效；苏木味甘、咸，性平，无毒，归心、肝、胃、大肠经，具有活血祛瘀、消肿定痛等功效；玄参味甘、苦、咸，性微寒，具有清热凉血、滋阴降火、解毒散结、润燥通便等功效；金银花味甘，性寒，归肺、心、胃经，具有清热解毒等功效；甘草味甘，性平，归心、胃、脾、肺经，具有解毒、调和诸药等功效。诸药合用，共奏益气活血、宽胸行气、通络止痛之效。

【验案一】

患者,男,46岁,汉族,因"胸闷不适2年,加重1个月"于2015年12月11日就诊。

初诊:患者2年前劳动后出现心前区疼痛,呈闷痛,持续约1分钟,休息约2分钟后缓解,每个月发作3~5次。于某医院就诊,诊断为"冠状动脉粥样硬化性心脏病""稳定型心绞痛"。症状经休息或含服"消心痛""速效救心丸"3~6分钟后缓解。1个月前,患者因情绪激动出现心前区疼痛4分钟,症状较前加重,伴冷汗、头晕、乏力,持续2分钟,含服"速效救心丸"10粒,4~5分钟后症状缓解,今为中医治疗就诊。症见:神清,头晕,胸闷不适,全身乏力。体格检查:体温36.8 ℃,脉搏81次/分,呼吸19次/分,血压150/91 mmHg。眼睑无苍白,口唇无发绀。颈软,颈静脉不怒张。胸廓无压痛,双肺呼吸音清晰,无干湿啰音,心率81次/分,心律齐,各瓣膜区未闻及杂音,腹软,无压痛及反跳痛。颈、背柱、四肢活动自如。神经系统未见异常。舌红苔黄,脉弱。行辅助检查,心电图:窦性心律,V_5、V_6 ST段水平下移0.05~0.07 mV,T波低平;血常规:白细胞计数4.8×10^9/L,血小板计数209×10^9/L;尿常规:尿蛋白(-);肾功能:尿素氮5.2 mmol/L,肌酐106 μmol/L;空腹血糖:5.64 mmol/L;血脂:总胆固醇5.96 mmol/L,甘油三酯2.09 mmol/L;心肌标志物:磷酸肌酸激酶同工酶12 U/L,肌钙蛋白Ⅰ 0.01 ng/L;胸部X线摄影:未见异常;超声心动图:左房略大,室间隔中下部及心尖部运动幅度降低。

中医诊断:心痛(心阳不足,瘀血阻滞)。

西医诊断:①冠状动脉粥样硬化性心脏病;②稳定型心绞痛;③原发性高血压。

治方:益气活血,宽胸行气,通络止痛。

处方:益气通络汤减味。西洋参10 g,丹参15 g,三七6 g,当归15 g,延胡索15 g,檀香9 g,苏木10 g,玄参20 g,金银花20 g,甘草10 g。7剂,每日1剂,煎取300 mL,每日3次,每次100 mL。

二诊(2015年12月19日):患者服第1剂药后,神清,头昏,全身时有乏力,无胸闷、气促,二便正常。舌红苔黄有瘀点,脉虚。继续服初诊方30剂,每日1剂,煎取300 mL,每日3次,每次100 mL。

三诊(2016年1月20日):患者神清,时有头晕,无乏力,发生2~3次胸闷,持续1分钟后,休息2~5分钟症状缓解。舌红苔黄,脉虚。以温心阳、益气活血、通络为法,调整用药如下:西洋参6 g,丹参10 g,黄芪20 g,延胡索15 g,金银花20 g,檀香6 g,麦冬20 g,玄参20 g,当归15 g,苏木10 g,焦山楂15 g,建曲15 g。30剂,每日1剂,煎取300 mL,每日3次,每次100 mL。

四诊(2016年2月21日):患者发生2次胸部刺痛,随即消失,无头昏,无全身乏力。舌红苔黄有瘀点,脉弦弱。在三诊方基础上减建曲,加甘草6 g。30剂,每日1剂,煎取300 mL,每日3次,每次100 mL。

五诊(2016年3月22日):患者神清,无头昏、乏力。舌红苔黄有瘀点,脉弦。心电图:ST-T改变。以温阳益气、活血化瘀为法,调整用药如下:西洋参6 g,丹参10 g,黄芪20 g,金银花20 g,檀香6 g,麦冬20 g,五味子10 g,玄参20 g,当归15 g,甘草6 g。30剂,每日1剂,煎取300 mL,每日3次,每次100 mL。

六诊(2016年4月22日):患者神清,无头昏、乏力,无胸闷、胸痛。舌红苔黄,脉弦。行辅助检查,心肌标志物:肌钙蛋白Ⅰ 0.001 μg/mL,肌酸激酶80.00 U/L,肌红蛋白16.70 ng/mL,磷酸肌酸激酶同工酶11.00 U/L;心电图:ST-T改变。继续服五诊方30剂,每日1剂,煎取300 mL,每日3次,每次100 mL。

七诊(2016年5月24日):患者神清,无头昏、胸闷、胸痛,大便正常。舌淡红苔薄黄,脉弦。行辅助检查,心肌标志物:肌钙蛋白Ⅰ 0.001 μg/mL,肌酸激酶68.00 U/L,肌红蛋白15.60 ng/mL,磷酸肌酸激酶同工酶8.00 U/L;心电图:正常。以益气养阴、化瘀通络为法,调整用药如下:西洋参6 g,丹参10 g,麦冬15 g,五味子6 g,苏木6 g,甘草3 g。7剂,每日1剂,煎取300 mL,每日3次,每次100 mL。嘱服完后停药,随诊。

【验案二】

患者,女,61岁,汉族,因"胸闷不适1年,加重2周"于2008年8月16日就诊。

初诊:患者1年前因情绪激动,出现心前区闷痛、刺痛、左右肩疼痛,持续约1分钟,家属立即按"内关""合谷"后症状缓解,每个月发作2~4次,于某医院就诊,诊断为"冠状动脉粥样硬化性心脏病""稳定型心绞痛"。患者经休息或含服"消心痛""速效救心丸"2~4分钟后症状缓解。2周前,患者因情绪激动出现心前区疼痛4分钟,上腹痛,伴冷汗、头晕、乏力,持续3分钟,含服"速效救心丸"10粒,4~5分钟后症状缓解。今为中医治疗就诊。症见:神清,头晕,胸闷,上腹部胀痛,全身乏力,二便正常。体格检查:体温37.1 ℃,脉搏74次/分,呼吸21次/分,血压136/83 mmHg。眼睑无苍白,口唇无发绀。颈软,颈静脉不怒张。胸廓无压痛,双肺呼吸音清晰,无干湿啰音,心率74次/分,心律齐,各瓣膜区未闻及杂音,腹软,上腹部压痛及反跳痛。神经系统未见异常。舌红苔黄,脉弦弱。行辅助检查,肾功能:肌酐113 μmol/L;空腹血糖:6.34 mmol/L;血脂:总胆固醇6.76 mmol/L,甘油三酯2.59 mmol/L;心肌标志物:磷酸肌酸激酶同工酶17 U/L,肌钙蛋白Ⅰ 0.02 ng/L;胸部CT:未见异常;超声心动图:左右房略大,室间隔中下部及心尖部运动幅度降低。

中医诊断:心痛(心阳不足,瘀血阻滞)。

西医诊断:①冠状动脉粥样硬化性心脏病;②稳定型心绞痛;③慢性胃炎。

治方:益气活血,宽胸行气,通络止痛。

处方:益气通络汤加减。西洋参6 g,丹参10 g,三七3 g,当归15 g,延胡索15 g,檀香9 g,苏木10 g,炒莱菔子10 g,炒山楂20 g,玄参20 g,金银花20 g,甘草10 g。7剂,每日1剂,煎取300 mL,每日3次,每次100 mL。

二诊(2008年8月23日):患者神清,头昏,全身时有乏力,时有胸闷,3天前发作1次,气促,腹痛、腹胀减轻,二便正常。舌红苔黄,脉弦弱。在初诊方基础上加蔓荆子6 g。30剂,每日1剂,煎取300 mL,每日3次,每次100 mL。

三诊(2008年9月24日):患者神清,时有头晕,无乏力,发生1~2次胸闷,持续1分钟,休息2~5分钟后症状缓解,无腹痛,腹胀减轻。舌红苔黄,脉弦弱。以温心阳、益气活血、通络为法,调整用药如下:西洋参6 g,丹参10 g,黄芪20 g,檀香6 g,桂枝10 g,三七3 g,当归10 g,苏木10 g,焦山楂15 g,建曲15 g。30剂,每日1剂,煎取300 mL,每日3次,每次100 mL。

四诊(2008年10月25日):患者神清,无头昏、乏力,无腹痛、腹胀。舌红苔黄有瘀点,脉弦。心电图:ST-T改变。以温阳益气、活血化瘀为法,调整用药如下:西洋参6 g,丹参10 g,黄芪20 g,金银花20 g,檀香6 g,麦冬20 g,五味子10 g,玄参15 g,鸡血藤10 g,当归15 g,甘草6 g。30剂,每日1剂,煎取300 mL,每日3次,每次100 mL。

五诊(2008年11月26日):患者神清,无头昏、乏力,无胸闷、胸痛。舌红苔黄,脉弦。行辅助检查,心肌标志物:肌钙蛋白Ⅰ 0.001 μg/mL,肌酸激酶83.00 U/L,肌红蛋白15.60 ng/mL,磷酸肌酸激酶同工酶12.00 U/L;心电图:ST-T改变。继续服四诊方30剂,每日1剂,煎取300 mL,每日3次,每次100 mL。

六诊(2008年12月27日):患者神清,无头昏、胸闷、胸痛,无腹胀、腹痛,二便正常。舌淡红苔薄黄,脉弦。行辅助检查,心肌标志物:肌钙蛋白Ⅰ 0.001 μg/mL,肌酸激酶65.00 U/L,肌红蛋白14.60 ng/mL,磷酸肌酸激酶同工酶7.60 U/L;心电图:正常。以温阳益气、养血活血为法,调整用药如下:西洋参3 g,丹参10 g,檀香6 g,三七3 g,当归10 g,麦冬15 g,五味子10 g,焦山楂15 g,大枣6 g。30剂,每日1剂,煎取300 mL,每日3次,每次100 mL。

七诊(2009年1月28日):患者神清,无头昏、胸闷、胸痛,无腹胀、腹痛,二便正常。舌淡红苔薄黄,脉弦。患者已愈。嘱停止服药,随诊。

【按语】

临床观察发现益气通络汤能明显缓解心绞痛,减少其发作频率,缩短其发作时间,改善其临床症状。益气通络汤疗效确切,且无明显不良反应,对治疗稳定型心绞痛具有显著效果。

昏 迷

昏迷是完全意识丧失的一种类型,是临床上的危重症。昏迷的发生,提示患者的脑皮质功能发生了严重障碍。昏迷主要表现为完全意识丧失,随意运动消失,对外界的刺激反应迟钝或丧失,但患者还有呼吸和心跳。成无己在《伤寒明理论》中记载:"冒为昏冒而神不清也,世谓之昏迷者是也。"首次提出昏迷一症,包括昏愦迷蒙,谵语烦躁,或伴手足抽搐等,内涵广泛,与西医昏迷不尽相同。

脑为髓海,是元神之府。王清任在《医林改错》中云:"灵机记性在脑。"脑为清窍,易受风、瘀、痰、浊、毒等邪气侵扰,导致清窍不利、神明失守,出现意识障碍。昏迷的病机除血瘀闭窍外,痰热腑实,毒损脑络,气血逆乱,邪闭清窍,痰瘀互结,水停脑窍等也会造成昏迷。昏迷的病因病机虽各家观点有所差异,但总不离虚实两类。昏迷早期偏于标实,病久偏于本虚。昏迷病位在脑,涉及心、脾、肝、肺、肾诸脏。发病初期,以瘀血内阻、痰浊蒙窍等实证为主;随着病程的延长,患者静卧不动,久卧伤气,病久多虚;后期则以气血亏虚、精气不足等虚证为主,但痰、浊、毒、瘀始终贯穿昏迷始终。

方名:开窍醒脑汤。

方药:川芎15 g,天麻15g,葛根15 g,制何首乌10 g,郁金15 g,全蝎6 g(兑服),石菖蒲15 g,蜈蚣1条(兑服),西洋参10 g,制胆南星10 g,大黄6 g。

功效:祛痰开窍,息风解肌,益气通瘀。

主治:头昏,头痛,意识障碍,及植物状态,重度缺血缺氧性脑病,严重颅脑损伤等。

用法:每日1剂,煎取300mL,每日3次,每次100 mL。

方解:川芎、葛根活血通络、解肌,引诸药上于脑;天麻,平肝息风、镇静、调整脑平衡;石菖蒲、郁金、制胆南星祛痰开窍;大黄降浊;西洋参补精气;制何首乌滋补肝肾、益精;全蝎、蜈蚣息风止痉、解毒,促进脑细胞再生。诸药合用,共奏祛痰开窍、息风解肌、益气通瘀之效。

【验案】

患者,女,45岁,汉族,因"麻醉意外致昏迷2个多月"于2005年8月2日就诊。

初诊:患者2005年6月8日于当地某医院行子宫切除术,麻醉后出现呼吸、心跳突然停止6分钟,行心肺复苏术2小时后,心跳、呼吸恢复,但患者反复抽搐,深度昏迷,颈项强直,四肢肌张力增高,呈强直痉挛,眼睑、甲床明显苍白,抢救约7小时后,转入某医院重症加强护理病房救治,住院期间患者一直处于植物状态。体格检查:体温37.7 ℃,脉搏80次/分,呼吸20次/分,血压110/70 mmHg。深度昏迷,气管插管固定在位,格拉斯哥昏迷评分:E1VTM1,全身皮肤及巩膜无黄染,浅表淋巴结无肿大、无压痛。睑结膜无充血或苍白,角膜无混浊,双侧瞳孔等圆、等大,直径约3.5 mm,对光反射稍迟钝。双耳听力检查不配合。鼻腔通气可,各副鼻窦无压痛。鼻唇沟无变浅,口唇无紫绀,伸舌不能完成,口腔黏膜无出血点及溃疡。颈软对称,气管居中,甲状腺无肿大。胸廓对称无畸形,无局部突出,无凹陷,无胸壁静脉曲张。两侧呼吸动度相等,肋间隙无增宽、无变窄。两侧语音震颤相等,无胸膜摩擦感。双肺呼吸音清,双肺底可闻及少许湿啰音。心前区无隆起,触诊无震颤,心界叩诊不大,心率80次/分,心律齐,各瓣膜听诊区未闻及病理性杂音。腹平软,下腹部脐耻之间有长约5 cm手术疤痕,全腹无压痛、反跳痛及肌紧张,墨菲征阴性,麦氏点无压痛,肝脾未扪及,双肾区无叩击痛,移动性浊音阴性,留置导尿管在位通畅。双下肢无凹陷性水肿。四肢肌力1级,肌张力弛缓,双侧下肢掌侧内翻,四肢浅感觉及深感觉明显减退。生理反射存在,双侧巴宾斯基征、奥本海姆征及查多克征阳性。舌红苔薄黄,脉弦。行辅助检查,血常规:正常;肝功能、肾功能:正常;头颅MRI:双额顶硬膜下积液,小脑萎缩,大脑萎缩,脱髓鞘形成。

中医诊断:昏迷(痰浊蒙窍,气血瘀阻)。

西医诊断:重度缺血缺氧性脑病。

治法:祛痰开窍,息风解肌,益气通瘀。

处方:开窍醒脑汤。川芎15 g,天麻15 g,葛根15 g,制何首乌10 g,郁金15 g,全蝎6 g(兑服),石菖蒲15 g,蜈蚣1条(兑服),西洋参10 g,制胆南星10 g,大黄6 g。30剂,每日1剂,冷水煎取300 mL,每日服3次,每次鼻饲50 mL。

针灸:以内关、哑门、人中、三阴交为主穴以醒脑开窍,滋补肝肾;以极泉、尺泽、委中为辅穴以疏通经络,配合风池、完骨、百会以补益脑髓;金津、玉液或咽后壁放血及上廉泉以改善语言功能和吞咽功能;足内翻取丘墟透照海。每日针灸1次,10天为1个疗程,持续治疗2~3个疗程。

二诊(2005年9月5日):服药1个月,患者可自主呼吸,已拔除气管插管,尚不能自主进食,压眶反射、角膜反射正常,瞳孔直径3.5 mm,双眼球灵活,对光反射灵敏,口角无歪斜,舌体不灵活,不能发音,四肢肌力2^+级,双下肢掌侧内翻,强痛刺激左侧肢体可产生运动。舌红苔黄,脉弦弱。结合其病情,在初诊方基础上加熟地黄20 g。30剂,每日1剂,煎取300 mL,每日3次,每次鼻饲50 mL。另辅以推拿、针灸治疗。

三诊(2005年10月2日):患者可发单音,如"啊"音,可用点头及摇头示意,可自主进流质、半流质饮食,双耳听力正常,右侧肢体肌力3级,左侧肢体肌力2^+级。以开窍醒脑、益肝肾、化浊祛瘀为法,调整用药如下:川芎15 g,天麻15 g,葛根15 g,制何首乌10 g,石菖蒲10 g,海风藤10 g,郁金10 g,全蝎6 g(兑服),石菖蒲15 g,蜈蚣1条(兑服)。30剂,每日1剂,煎取300 mL,每日3次,每次100 mL。并进行肢体康复训练、语言训练,配合推拿、针灸治疗。

四诊(2005年11月3日):患者可进行简单的交流,部分语句不连贯,伸舌偏左,记忆力正常,右侧肢体肌力、肌张力正常,左侧肢体肌力3级,划圈步态,饮食、睡眠可,可在家属搀扶下行走。继续服三诊方30剂,每日1剂,煎取300 mL,每日3次,每次100 mL。进行左侧肢体肌肉强度强化训练,如单腿站立训练、跪起训练等,每次45分钟。

五诊(2005年12月5日):患者可独自步行,言语謇涩,但语意可分辨。临床心理测试:患者智力低于同龄组正常成人的平均水平,相当于4岁左右儿童智力;神经检测结果:左右两侧桡神经,正中神经和尺神经的传导均未见明显异常;头颅MRI:双额顶部硬膜下积液,小脑萎缩,双外囊变性。舌淡红苔薄白,脉细涩。调整用药如下:川芎15 g,天麻15 g,制何首乌10 g,蜈蚣1条(兑服),全蝎6 g(兑服),砂仁6 g,威灵仙9 g,西洋参10 g,熟地黄20 g,乌梢蛇9 g,石菖蒲10 g。60剂,每日1剂,煎取300 mL,每日3次,每次100 mL。

六诊(2006年2月10日):患者说话语速较慢,但语意可分辨,双耳听力正常,记忆力正常,可在家做家务。继续服五诊方14剂,每日1剂,煎取300 mL,每日3次,每次100 mL。

七诊(2006年2月25日):患者可正常沟通,长难句语速较慢,四肢活动自如,行走步态稳健,生活完全可自理,嘱停药。

【按语】

患者因麻醉意外导致昏迷2个多月,属中医急诊昏迷,古籍以神志不清、呼之不应、昏不知人、其状若尸等描述其临床表现。《素问》:"厥或令人腹满,或令人暴不知人。"其中"暴不知人"是阴阳之气逆乱所致,昏迷属心、脑病变,心藏神,脑为元神之府,为清窍之所在。"头者精明之府"《素问》,邪扰神明,阳闭窍机,致阴竭阳脱,心神耗散,神无所倚而致昏迷。开窍醒脑汤益精养脑,醒脑开窍,激活休眠细胞,调整、修复残存神经元,使脑之气血通利,脑醒神明,则五脏功能恢复。